DES PHLEGMONS

ANGIOLEUCITIQUES

DU MEMBRE SUPÉRIEUR

ANGIOLEUCITES, PHLEGMONS DIFFUS ET CIRCONSCRITS,

ABCÈS PROFONDS DE L'AVANT-BRAS,

PHLEGMONS ET ABCÈS DE LA PAUME DE LA MAIN, PANARIS,

PAR

Hippolyte CHEVALET,

Docteur en médecine de la Faculté de Paris,
Ancien interne en médecine et en chirurgie des hôpitaux de Paris,
Lauréat (prix Corvisart) de la Faculté de médecine de Paris,
Ancien élève de l'École pratique,
Membre adjoint de la Société anatomique,

AVEC PLANCHES LITHOGRAPHIÉES

PARIS

ADRIEN DELAHAYE, LIBRAIRE-ÉDITEUR

PLACE DE L'ÉCOLE DE MÉDECINE

1875

DES PHLEGMONS

ANGIOLEUCITIQUES

DU MEMBRE SUPÉRIEUR

ANGIOLEUCITES, PHLEGMONS DIFFUS ET CIRCONSCRITS,
ABCÈS PROFONDS DE L'AVANT-BRAS,
PHLEGMONS ET ABCÈS DE LA PAUME DE LA MAIN, PANARIS,

PAR

Hippolyte CHEVALET,

Docteur en médecine de la Faculté de Paris,
Ancien interne en médecine et en chirurgie des hôpitaux de Paris,
Lauréat (prix Corvisart) de la Faculté de médecine de Paris,
Ancien élève de l'École pratique,
Membre adjoint de la Société anatomique.

AVEC PLANCHES LITHOGRAPHIÉES

PARIS

ADRIEN DELAHAYE, LIBRAIRE-ÉDITEUR

PLACE DE L'ÉCOLE DE MÉDECINE

1875

DES

PHLEGMONS ANGIOLEUCITIQUES

DU MEMBRE SUPÉRIEUR

**ANGIOLEUCITES, PHLEGMONS DIFFUS ET CIRCONSCRITS,
ABCÈS PROFONDS DE L'AVANT-BRAS,
PHLEGMONS ET ABCÈS DE LA PAUME DE LA MAIN, PANARIS.**

INTRODUCTION.

Beaucoup de travaux ont été faits sur les inflammations de la main et des doigts.

Mon intention dans le cours de ce travail n'est point de refaire la pathologie de ces inflammations, mais bien plutôt la pathogénie.

En effet, d'après les indications et les leçons de M. le professeur Dolbeau, j'ai étudié l'anatomie de la main ; je me suis pénétré de la vérité des idées de mon maître, et je suis arrivé à avoir la conviction que tous les auteurs qui ont écrit sur le panaris, les inflammations superficielles et profondes de la main et de l'avant-bras, ont laissé de côté un élément

capital, je veux parler de l'inflammation des vaisseaux lymphatiques.

Nous espérons pouvoir, grâce à l'anatomie, à la pathologie,
à l'examen des faits que j'ai recueillis dans le service de
M. Dolbeau, dont j'étais interne à l'hôpital Beaujon, et surtout
grâce à la discussion des observations publiées jusqu'à ce
jour, prouver que les lymphatiques jouent un rôle beaucoup
plus important qu'on ne pourrait le supposer.

ANATOMIE DESCRIPTIVE.

Je n'entrerai pas, comme tous les auteurs qui ont écrit sur les inflammations de la main, dans les détails minutieux de l'anatomie topographique de cet organe. Et cependant pour bien développer mon sujet, il serait utile d'insister sur différents points qui pour Bauchet, M. Theveny, M. Gosselin, etc., ont une importance capitale dans la marche de ces phlegmasies.

Ces auteurs sont entrés dans ces détails afin d'appuyer sur des faits anatomiques les théories des différentes inflammations superficielles et profondes de la paume de la main surtout. Une seule chose a été signalée superficiellement, nous devons le dire ; ce sont les lymphatiques. Ils ont été indiqués dans l'anatomie comme par acquit de conscience pour que rien n'ait été oublié. Mais ces vaisseaux jouent pour nous le principal rôle dans les phlegmasies des doigts, de la main, de l'avant-bras et même du bras. Toutes les descriptions anatomiques dans lesquelles sont entrés Richet, Bauchet, etc, pour prouver anatomiquement la marche que doivent suivre d'une façon certaine, je dirais presque absolue et fatale, les phlegmasies de la main, me serviront dans ma discussion. Les faits sont vrais, positifs ; l'observation est frappée au coin de la plus scrupuleuse exactitude, mais le point de départ est faux, c'est-à-dire qu'il est plus naturel de rapporter aux vaisseaux lymphatiques dont la facilité à s'enflammer est reconnue par tous les observateurs, l'interprétation des symptômes et de la marche des affections qui font le sujet de cette thèse.

Et d'abord nous allons exposer comparativement l'anatomie succincte des doigts, de la main et de l'avant-bras ; en second lieu, l'origine, le siége, le trajet, les rapports des vaisseaux lymphatiques du membre supérieur.

Bauchet, le premier, a étudié avec le plus grand soin les dispositions anatomiques de la main et des doigts ; il a tiré des conclusions pathologiques pour ainsi dire fixes de ces dispositions mêmes.

Voici comme cet auteur s'exprime (1) : « Il existe dans l'anatomie topographique des doigts et de la main des points frappants de ressemblance. Ainsi les plis cutanés de la paume de la main et des doigts, au niveau de la flexion des articulations des phalanges ; ainsi, les adhérences plus intimes entre la peau et l'aponévrose du côté de la face palmaire que du côté de la face dorsale ; ainsi la laxité plus grande du tissu cellulaire sous-cutané à la face dorsale des doigts, comme à la face dorsale de la main ; ainsi la résistance plus grande des coulisses fibro-synoviales et des aponévroses à la face palmaire tant pour les doigts que pour la main. De ces ressemblances qui existent entre la structure des doigts et de la main, résultent des ressemblances curieuses de leur pathologie. »

Bauchet passe ensuite à l'anatomie de la main proprement dite. Il décrit les plis qui limitent la main, puis plus loin il entre dans plus de détails. Voici ce qu'il écrit : « Il existe à la paume de la main d'autres plis tout aussi importants, mentionnés par les auteurs, mais sur lesquels on n'a pas encore appelé l'attention d'une manière toute spéciale. Ces plis sont au nombre de quatre, et représentent, par leur disposition, à peu près un M ; ils partagent la paume de la main en quatre régions secondaires ou départements. On verra plus loin que cette division n'est pas puérile. »

Cet auteur donne un nom aux quatre branches de l'M. La première est la *branche thénarienne* qui circonscrit la base

___

(1) Bauchet, p. 3 et 4.

du pouce ; la deuxième est *la branche digitale* « qui commence à peu près à 1 centimètre au-dessus ʿdu premier espace interdigital et se dirige de là de dehors en dedans en décrivant une légère courbe à concavité inférieure, pour finir au tiers inférieur du bord cubital de la main. »

La troisème est la *branche hypothénarienne* qui limite cette éminence. Enfin il donne le nom de *branche intermédiaire* à la ligne qui part de la partie inférieure et interne de la branche thénarienne et qui vient couper la branche hypothénarienne. Cet auteur attache une très-grande importance aux quatre lignes qu'il a décrites ; car, dit-il, « le tissu cellulaire est surtout très-serré, très-dense, au niveau des plis cutanés et unit intimement la peau à l'aponévrose. »

Avant de poursuivre cette étude, je crois pouvoir affirmer, d'après les dissections que j'ai faites sur plusieurs mains pour me rendre compte de cette disposition anatomique, que Bauchet attache une trop grande importance à cette union intime de la peau à l'aponévrose, union qui est uniformément semblable dans toute la face palmaire.

D'autres auteurs, Michon, M. Gosselin, ont fait des publications intéressantes sur les gaînes synoviales des doigts et de la main ; d'après ces remarquables travaux, ce professeur conclut que les inflammations profondes de la main sont dues à la phlegmasie de ces gaînes. M. Theveny, dans sa thèse de doctorat, faite sous l'inspiration de M. le professeur Richet et M. Polaillon dans l'article « Main » du Dictionnaire de Dechambre, partagent cette opinion, seule admise jusqu'à ce jour.

Je n'ai cité pour tout ce qui précède que les points fondamentaux sur lesquels s'appuient les auteurs pour prouver les différentes phlegmasies du membre supérieur. Je ne veux pas répéter et refaire l'anatomie complète que l'on trouve partout, mais je vais maintenant attirer l'attention sur tout un groupe d'organes qu'on a trop laissés de côté, et qui par leur origine, leur direction, leur siége, leurs rapports en un mot, pourront encore mieux que toutes les descriptions un peu fictives, donner une preuve palpable de l'étiologie et de la marche des phlegmasies des doigts et de la main.

Ces vaisseaux sont les lymphatiques.

Nous ne pouvons mieux faire que de copier textuellement l'article de M. le professeur Sappey que je viens ici remercier de l'extrême bonté avec laquelle il m'a permis de me servir de ses admirables planches. Ce professeur a bien voulu me montrer en outre ses figures inédites représentant les réseaux lymphatiques de la peau des doigts et de la main d'après ses nouveaux procédés.

Voici donc le texte même de ce professeur : « Les lymphatiques superficiels des membres supérieurs naissent par des radicules capillaires de tous les points de leur enveloppe cutanée. Mais c'est surtout des téguments qui entourent l'extrémité des doigts et de ceux qui répondent à la paume de la main qu'on voit partir les principaux troncs. Les ramuscules émanés des autres parties de l'enveloppe tégumentaire viennent s'ouvrir dans ces troncs sur les divers points de leur trajet, comme autant d'affluents dont le trajet est direct et la terminaison toujours peu éloignée du point de départ.

Le réseau lymphatique des doigts recouvre complètement leur face palmaire et leurs faces latérales; mais incomplètement leur face dorsale.

De ce réseau naissent des troncules, en nombre indéterminé, qui convergent tous vers les faces latérales des doigts et qui donnent naissance à deux ou trois troncs pour chacune de ces faces. Lorsqu'il en existe deux seulement, l'antérieur reçoit les troncules émanés de la face palmaire, et le postérieur ceux qui partent de la face dorsale. Lorsqu'il existe un troisième tronc, ce qui est fréquent, il est constitué principalement par les radicules parties de l'extrémité des doigts, radicules qui se terminent en son absence dans les deux autres troncs.

Ces troncs au nombre de quatre, cinq ou six pour chaque doigt, se portent verticalement en haut en suivant le trajet de l'artère collatérale qui leur correspond. Arrivés au niveau des téguments compris dans les espaces interdigitaux, ils s'inclinent en arrière pour gagner la face dorsale du métacarpe sur laquelle ils s'anastomosent, montent ensuite sur la face postérieure de l'avant-bras ; se partagent alors en deux groupes qui accompagnent, l'un les veines radiales, l'autre les veines cubitales, puis se réunissent, après s'être contournés d'arrière en avant, à un troisième faisceau parallèle à la veine médiane.

Ce troisième faisceau, ou faisceau antérieur, prend naissance dans les téguments de la paume de la main par un réseau d'une extrême richesse.

De la partie centrale du même réseau part un tronc volumineux qui se dirige en dehors ; et de sa partie périphérique un grand nombre de troncules que je diviserai *en inférieurs, internes, externes* et *supérieurs*. Le tronc lymphatique central naît par plusieurs grosses racines qui traversent les téguments de la paume de la main, ainsi que l'aponévrose palmaire moyenne, et qui convergent ensuite de dedans en dehors, en cheminant entre l'aponévrose et les tendons fléchisseurs des doigts. Parvenues au-dessous de l'adducteur du pouce, ces racines se réunissent, constituent alors un *gros tronc* qui contourne le bord *externe de la main* et qui monte sur la *face dorsale du premier espace interosseux,* où il s'anastomose avec les lymphatiques du pouce et de l'index, en poursuivant son trajet ascendant.

Les troncules *inférieurs,* au nombre de trois ou quatre descendent dans les espaces interdigitaux, puis se réfléchissent pour monter sur la face dorsale du métacarpe où ils s'unissent aux lymphatiques des doigts.

Les *troncules internes,* au nombre de huit ou dix, se portent en haut et en arrière, contournent le bord cubital de la

Chevalet.   2

main, puis se jettent dans les troncs les plus rapprochés du plexus de la face dorsale.

Les *troncules externes* montent obliquement sur l'éminence thénar, pour se terminer dans les lymphatiques du pouce.

Les *troncules supérieurs*, au nombre de trois ou quatre, montent verticalement sur la face antérieure de l'avant-bras en accompagnant la veine médiane.

En passant de la main sur l'avant-bras, les vaisseaux lymphatiques forment donc comme les veines, trois groupes principaux : un groupe antérieur ou médian, un groupe interne, et un groupe externe.

Le groupe interne croise obliquement le bord cubital de l'avant-bras, passe au devant de l'épitrochlée et rencontre le plus habituellement à 2 ou 3 centimètres au-dessus de cette saillie osseuse, un ganglion dans lequel se jettent un ou plusieurs des vaisseaux qui le composent.

Ce ganglion sus-épitrochléen, qui peut être double et même triple, n'est pas constant dans son existence. On le voit fréquemment se tuméfier à la suite des piqûres et des excoriations qui affectent les trois derniers doigts de la main. Les vaisseaux efférents, placés dès leur origine sous le tronc de la veine basilique, montent avec elle jusqu'à la partie moyenne du bras, et traversent l'aponévrose brachiale pour se joindre aux absorbants profonds. Lorsqu'il n'existe pas, on voit toujours un ou deux troncs lymphatiques plus volumineux qui se comportent comme les vaisseaux précédents.

Parmi les vaisseaux lymphatiques du groupe externe, les postérieurs sont remarquables par les flexuosités qu'ils décrivent au niveau du coude.

Les lymphatiques superficiels du membre thoracique sont en général étalés sur les veines dont ils recouvrent les troncs, de même que leurs radicules primitives recouvrent à la superficie de la peau les capillaires veineux. Cependant on en voit quelques-uns passer au-dessous de la veine médiane, d'autres au-dessous de la médiane basilique et de la médiane céphalique.

LYMPHATIQUES PROFONDS DU MEMBRE THORACIQUE.

Les lymphatiques profonds suivent le trajet des vaisseaux sanguins. *Chaque artère* est ordinairement accompagnée *de deux troncs lymphatiques*, de même qu'elle est accompagnée de deux veines.

On peut les diviser en : *radiaux, cubitaux, interosseux postérieurs, interosseux antérieurs, brachiaux.*

Les *troncs satellites de l'artère radiale* émanent des *parties profondes de la paume de la main*, très-probablement des muscles de cette région (et du tissu cellulaire.)

Quelle que soit leur véritable origine, les deux troncs satellites de l'artère radiale suivent d'abord un trajet différent : l'un accompagne *l'arcade palmaire profonde*, contourne la tête du premier métacarpien pour se porter sur le côté externe du carpe et arrive à l'avant-bras où il se *place sur le côté externe de l'artère radiale;* l'autre, dont l'origine est moins profonde, suit, d'après le dessin que nous a laissé Mascagni, le *trajet de l'artère radio-palmaire* et gagne aussi l'avant-bras où il se place *sur le côté interne de la radiale.* Tous deux montent ensuite jusqu'au pli du coude en s'anastomosant. Dans leur trajet antibrachial, ils traversent un ou deux petits ganglions dont l'existence n'est pas constante.

Les *vaisseaux satellites de l'artère cubitale* naissent par trois racines : la *première*, parallèle à l'arcade palmaire superficielle, la *seconde*, parallèle à la branche palmaire profonde de l'artère ; la *troisième*, parallèle à la branche dorsale; de leur réunion résultent ordinairement *deux troncs qui sui-*

*vent exactement la direction des vaisseaux sanguins et arrivent
au pli du coude* après avoir traversé chez quelques sujets un
ou deux ganglions d'un très-petit volume.

Les *vaisseaux satellites de l'interosseuse postérieure et de l'interosseuse antérieure* viennent se joindre, vers la partie supérieure de l'avant-bras, à ceux des artères radiale et cubitale, afin de concourir à la formation des troncs qui accompagnent l'artère brachiale. »

Maintenant que nous connaissons d'une façon complète la distribution des lymphatiques des doigts, de la main et de l'avant-bras, nous allons faire un résumé comparatif avec la division anatomique de la main faite par Bauchet, division sur laquelle cet auteur appelle toute l'attention et qui a servi de base à sa pathogénie des inflammations de la main et dont jamais on ne s'est écarté jusqu'à ce jour. Si, comme nous en avons la conviction absolue, par l'anatomie descriptive pure, nous établissons d'une façon irréfutable que la distribution des réseaux et des vaisseaux lymphatiques de la main correspond scrupuleusement à la topographie tracée par Bauchet, es assises fondamentales de notre travail seront posées. Les déductions pathologiques en découleront tout naturellement sans qu'on puisse nous adresser le reproche d'avoir inventé.

Donc, si nous prenons les quatre départements de la main de Bauchet, nous voyons que ces quatre régions secondaires sont occupées par des réseaux et des troncs lymphatiques dont les trajets sont connus.

En résumé : La région thénarienne, située en dehors de la branche thénarienne de l'M et répondant à l'éminence thénar, et la région digitale externe, correspondant au petit évasement de l'M et à la racine de l'indicateur, sont occupées par le faisceau antérieur, par le gros tronc lymphatique central qui traverse l'aponévrose palmaire moyenne, et qui converge, en cheminant entre l'aponévrose palmaire moyenne et les tendons fléchisseurs des doigts, vers l'adducteur du pouce pour contourner le bord externe de la main et pour monter ensuite sur la face dorsale du premier espace interosseux où il s'anastomose avec les lymphatiques du pouce et de l'index.

A la région digitale interne, répondant au médius et surtout à l'annulaire et à l'auriculaire, correspondent les *troncules inférieurs* qui descendent dans les espaces interdigitaux, puis se réfléchissent pour monter sur la face dorsale du métacarpe où ils s'unissent aux lymphatiques des doigts.

La région hypothénarienne, correspondant à l'éminence hypothénar, au grand évasement de l'M, est sillonnée par les troncules internes qui contournent le bord cubital de la main.

Enfin, nous connaissons le trajet des lymphatiques profonds qui s'accolent aux arcades superficielle et profonde, qui accompagnent les artères cubitale et radiale et qui sont directement en rapport avec les gaînes tendineuses, sans compter le gros lymphatique qui passe sous l'adducteur du pouce.

Si je suis revenu sur ces détails, c'est qu'ils sont d'une importance capitale dans la discussion que nous établirons à propos des théories émises sur les inflammations superficielles et profondes de la main. Je ne veux rien omettre et, dût-on m'accuser de répétition, je veux établir nettement ces points fondamentaux.

Mais ce n'est pas tout. Après avoir décrit scrupuleusement les vaisseaux lymphatiques visibles à l'œil nu, il me reste une étude plus délicate, plus minutieuse, dont l'importance est peut-être plus grande au point de vue de certaines affections de la main et des doigts, je veux parler de l'étude microscopique des vaisseaux lymphatiques de la peau de ces organes.

ANATOMIE MICROSCOPIQUE.

Nous allons donc entrer dans quelques détails d'histologie.
Nous serons aussi bref que possible. Mais il nous semble que
cette étude est d'un grand intérêt et que peut-être elle nous
conduira à la déduction de quelques faits pathologiques
jusqu'alors peu explicables et qui découleront, j'ose le dire,
naturellement de cette étude micrographique.

Comme nous n'avons pas la prétention de faire une mono-
graphie complète du système lymphatique depuis sa décou-
verte, nous étudierons simplement les lymphatiques d'après
les derniers auteurs qui s'en sont exclusivement occupés.

Nous entrons dans notre sujet en commençant par un
abrégé de la structure de la peau.

La peau est composée de l'épiderme ; du derme ; du tissu
cellulaire sous-dermique, des nerfs, de vaisseaux, de glandes
sudoripares et sébacées. Les poils et les ongles en font
également partie.

De toutes ces parties, une seule nous intéresse, je veux
parler des vaisseaux lymphatiques. M. le professeur Sappey,
que je ne saurais trop remercier des conseils et des commu-
nications verbales qu'il m'a fournies avec la plus grande
obligeance, a bien voulu me communiquer le résultat de ses
recherches sur les vaisseaux lymphatiques d'après ses nouveaux procédés. Ce qui suit est donc encore inédit, et c'est
avec une véritable joie que j'écris ces lignes dictées par
M. le professeur Sappey lui-même.

Les papilles de la peau sont formées d'une substance
amorphe finement granuleuse ; des fibres lamineuses, des
fibres élastiques, des anses vasculaires, des corpuscules du

tact aux doigts et aux mains surtout. Puis on voit, d'après les préparations de ce professeur, que les papilles sont enveloppées par des réseaux de capillicules et de lacunes lymphatiques.

De ces réseaux naissent les vaisseaux lymphatiques et les capillaires qui se rendent à la partie centrale de la papille pour gagner ensuite le réseau lymphatique sous-dermique, en traversant les aréoles du derme. Les glandes sudoripares sont enveloppées d'un lacis lymphatique très-beau. Il résulte donc de ces dispositions que l'enveloppe tégumentaire se trouve en quelque sorte comprise entre deux réseaux : l'un superficiel ou papillaire, l'autre profond ou sous-dermique ; c'est de ce dernier que partent les vaisseaux lymphatiques qui rampent dans la couche cellulo-graisseuse sous-cutanée.

La peau de la main, de l'avant-bras et du bras est entièrement couverte de lymphatiques (Sappey). Un point important à noter, c'est que la matrice des ongles est tapissée d'un réseau lymphatique très-considérable.

L'école allemande avec : Teichmann, Ludwig, Tomsa, Hyrtl ; V. Recklinghausen, His et Frey, admet que les origines des vaisseaux lymphatiques ne sont autre chose que les espaces ou cavités existant entre les éléments des tissus, cavités sur la nature desquelles on n'a pu malheureusement s'entendre encore d'une façon complète. Cependant, d'après l'excellente thèse de mon collègue et ami M. Renaut, la question paraît plus avancée.

Nous ne saurions mieux faire que de lui emprunter textuellement sa description même :

« Si, piquant obliquement la peau avec la seringue de Pravaz, de manière à ce qu'on l'on voie le bec effilé de la canule à travers l'épiderme, on pousse dans la partie la plus superficielle du derme du bleu de Prusse dissous dans l'eau, on voit d'abord paraître une petite nappe colorée autour de la canule, une petite boule se forme ensuite difficilement, et de la périphérie de cette dernière, on voit bientôt partir un réseau bleu très-élégant qui se répand sur une surface de plusieurs centimètres : c'est le réseau superficiel des lymphatiques de la peau.

Si, une fois l'injection faite, on détache avec précaution le tégument, on ne tarde pas à reconnaître que la matière colorante a pénétré, en dessinant des réseaux, presque dans les couches les plus profondes. Dans les travées conjonctives qui séparent les îlots dudit tissu adipeux sous-cutané, on voit des lymphatiques d'un certain calibre, reconnaissables à leurs valvules remplies de bleu de Prusse et se rendant aux ganglions correspondants.

La partie de cette expérience très-simple, faite pour la première fois par M. Ranvier, est considérable. Elle démontre, en effet, qu'en piquant un point quelconque de la superficie du chorion, on injecte un système capillaire arborisé communiquant avec les gros troncs lymphatiques. Dans les tissus fibreux, tout aussi bien que dans le tissu cellulaire lâche, les mailles du tissu conjonctif communiquent donc librement avec les vaisseaux absorbants.

Sur une coupe, on voit les lymphatiques former de larges troncs irrégulièrement renflés et dont les bords sont limités par des lignes anguleuses ; d'une manière générale, le réseau le plus superficiel formé par ces vaisseaux est sensiblement inférieur aux papilles et aux capillaires sanguins qui s'y distribuent ; quelques rares ramuscules s'en rapprochent cependant, mais l'ensemble du réseau superficiel paraît plutôt intermédiaire au lacis supérieur des vaisseaux sanguins d'où partent les anses destinées aux papilles et au réseau profond à larges mailles qui se distribue autour des glandes de la peau.

La structure de ces capillaires lymphatiques est extrêmement simple. Si la section (sur une coupe) a été faite perpendiculairement à la direction des faisceaux de tissu conjonctif du derme, le capillaire lymphatique paraît comme une lacune anguleuse exactement limitée par le contour de ces faisceaux, et dans laquelle a pénétré l'injection. On a sous les yeux un espace plasmatique gigantesque, formé par le simple écartement des fibres conjonctives, et cette cavité, comme creusée dans le tissu cellulaire, n'est limitée que par un réseau élastique très-délicat et serré qui revêt les saillies et les dépressions formées par les faisceaux écartés.

« Cette disposition anatomique des capillaires lymphatiques est surtout visible quand, par suite de certaines lésions de la peau, les lacunes ont pris un développement parfois considérable. »

Young avait déjà vu que la couche superficielle du chorion renferme des lymphatiques, mais il avait admis à tort qu'ils accompagnent et peut-être même entourent les vaisseaux sanguins.

En résumé : nous voyons que, quelle que soit l'opinion des auteurs, la peau est couverte de lymphatiques, que le derme est parcouru par ces mêmes vaisseaux qui forment des réseaux d'où partent des troncules qui traversent le tissu cellulaire et que même pour la plupart des micrographes actuels, le tissu cellulaire est creusé de lacunes lymphatiques.

J'ai cru devoir décrire l'anatomie descriptive et microscopique des lymphatiques dans ses plus grands détails, sans m'occuper de discuter l'origine de ces vaisseaux ; c'est sur cette anatomie, en effet, que je vais m'appuyer pour tenter un essai sur la pathogénie de quelques inflammations des doigts, de la main et de l'avant-bras.

ANATOMIE PATHOLOGIQUE.

L'anatomie normale achevée, nous passons à l'anatomie pathologique de ces vaisseaux.

Il n'entre pas dans notre cadre de faire une description minutieuse des lésions anatomiques, nous voulons d'une façon générale les indiquer, puis attirer l'attention d'une façon particulière sur certains points très-importants à notre point de vue. Pour qu'on ne puisse pas nous reprocher d'avoir forcé en notre faveur les faits que nous avons observés, nous décrirons les lésions des lymphatiques d'après les auteurs qui ont fait des recherches spéciales sur ce sujet.

Sans vouloir remonter aux anciens, ce qui est parfaitement inutile, nous commencerons à l'année 1835 où Velpeau fit paraître son mémoire sur les lymphatiques. Rien n'a été changé à la description de mon illustre maître.

Dans la lymphangite, nous avons à étudier d'après notre anatomie les lésions : 1° des réseaux sous-épidermiques; 2° dermiques; 3° sous-dermiques; 4° des troncules; 5° des troncs.

Rien d'écrit au sujet des trois premières divisions des lymphatiques et pour cause, l'anatomie n'avait point encore été poussée assez loin pour montrer ces détails si fins que j'ai mentionnés. Cependant, grâce à l'obligeance de M. Sappey qui a bien voulu me communiquer le résultat de ses observations et de ses études sur l'anatomie pathologique d'un phlegmon de la main, et grâce à la thèse de mon collègue si distingué M. Renaut, à laquelle j'ai déjà largement puisé, peut-être pourrais-je donner quelques détails inédits et prouver que les réseaux les plus superficiels sont le siége d'une vive inflammation. Celle-ci pourrait nous dévoiler l'origine de certaines affections dont la pathogénie est parfaitement théorique et inconnue.

Voici l'observation dont M. le professeur Sappey a bien voulu me faire part. Sur une main prise de phlegmon consécutif à une lésion d'un doigt, cet éminent auteur a vu, par ses nouveaux procédés, que tout le réseau lymphatique, sous-épidermique et dermique, ainsi que celui qui siége sous le derme était excessivement dilaté, gorgé de lymphe et de pus ; de plus que les vaisseaux capillaires sanguins papillaires étaient enflammés, dilatés et remplis de globules sanguins. Enfin, le tissu cellulaire périphérique était fortement congestionné, enflammé et occupé par des globules de pus.

Si nous comparons maintenant les lésions de ces mêmes réseaux d'après une école toute différente, celle de M. Ranvier, nous voyons que les résultats sont les mêmes. La différence capitale pour les auteurs siége dans la discussion des origines de ces vaisseaux lymphatiques ; pour moi, qui néglige cette question, quoique fort, intéressante et captivante, je ne constate que les faits pathologiques qui tous sont les mêmes.

MM. Volkmam et Stendner admettent qu'il se produit dans l'érysipèle une inflammation très-passagère, bien que très-profonde, et ne différant du phlegmon qu'en ce qu'elle ne détermine pas la fonte de la substance intercellulaire du tissu conjonctif.

Mes collègues et amis, MM. Liouville et Cadiat annoncent avoir trouvé du pus dans la peau d'érysipélateux.

Quand l'érysipèle a été très-intense, l'infiltration de globules blancs cesse d'être limitée au pourtour du vaisseau sanguin. Elle a lieu dans tout le derme. On voit alors de petites cellules s'insinuer entre les faisceaux du tissu conjonctif, les recouvrir par places, se disposer en séries ou en ilôts. L'absence d'un abondant exsudat fibrineux constitue dans le cas ordinaire une différence très-importante entre l'érysipèle et le phlegmon de la peau.

Les éléments embryonnaires nouveaux ont pour siége de prédilection : le voisinage des vaisseaux sanguins, la base des poils, et, dans les couches profondes, le voisinage des glandes sudoripares.

Lorsque l'on examine l'état des capillaires lymphatiques de la peau sur plusieurs points d'une coupe, on voit d'abord les globules blancs former des groupes au pourtour de la fente et se ranger en série entre les faisceaux du tissu conjonctif avoisinant, puis s'accumuler autour du capillaire et masquer complètement le tissu conjonctif.

MM. Liouville et Lordereau disent avoir vu du pus accumulé dans les capillaires lymphatiques du derme.

Mais continuons l'exposé de l'anatomie pathologique de l'inflammation des vaisseaux lymphatiques, nous discuterons ensuite. M. Renaut la décrit ainsi :

« Les lymphatiques enflammés ne sont pas très-distincts dans les parties superficielles du derme, où ils sont constitués par de simples fentes. Lorsque la lymphangite existe profondément, ces fentes disparaissent même sous une énorme accumulation de globules blancs qui forment de grands îlots étoilés, mais dès que les lymphatiques sont munis d'une paroi propre, ce qui arrive vers le tiers inférieur de l'épaisseur du derme, ils apparaissent, soit comme de larges rubans sinueux, soit sous forme de cercles, ou d'ellipses très-régulières, ayant trois ou quatre fois le diamètre des plus gros vaisseaux sanguins de la peau, et sont distendus par des globules blancs qui leur forment une injection naturelle. On reconnaît facilement ces lymphatiques à l'absence de globules rouges dans leur cavité, à la fine couche de fibres élastiques disposées en réseau qui les borde, et de laquelle partent, en divergeant vers le tissu conjonctif voisin, des réseaux élastiques moins serrés. On voit entre ces réseaux la coupe des faisceaux du tissu fibreux dans lequel le troncule lymphatique est creusé. Il n'y a point là, en effet, de tuniques distinctes comme dans les vaisseaux sanguins d'ordre correspondant.

De même que dans la lymphangite suraiguë des gros troncs, on ne trouve ici dans le vaisseau dilaté par les globules blancs aucune trace de la prolifération de son endothélium, si marquée dans certaines variétés de lymphangites. Cet endothélium est entièrement détruit, probablement à la suite d'une endolymphangite extrêmement intense et rapide.

L'inflammation envahit, du reste, toutes les couches de tissu conjonctif qui forment la paroi du vaisseau. On voit les cellules embryonnaires accumulées se disposer en série entre les fibres conjonctives, de sorte que, sur plusieurs points, l'inflammation interstitielle a produit autant de jeunes cellules autour du lymphatique que dans la cavité. Le vaisseau coupé paraît alors comme un cercle au milieu d'un îlot étoilé de tissu embryonnaire. Il y a donc à la fois *endolymphangite* et *périlymphangite*, ce qui montre bien cette double lésion dans un lymphatique du tissu adipeux sous-cutané.

Sur les points où le vaisseau enflammé traverse le pannicule, le tissu adipeux revient, en effet, à l'état embryonnaire, bien plus activement que partout ailleurs, et l'aspect étoilé dont je viens de parler est encore plus évident. Comme dans le tissu cellulaire sous-cutané, les troncs lymphatiques, semblables en cela aux vaisseaux sanguins, sont toujours entourés d'un certain nombre de vésicules adipeuses; cette périlymphangite me paraît devoir être considérée comme la principale cause de l'induration qui accompagne la lymphangite profonde, et détermine sur le trajet du tronc enflammé l'apparition d'un cordon noueux. On pourrait aussi se demander, avec quelque vraisemblance, si la rougeur de la lymphangite ne tient pas simplement à la distension par le sang des capillaires si nombreux du tissu adipeux enflammé, car il n'est pas permis un seul instant de supposer que cette rougeur puisse être due à l'injection du lymphatique par des globules blancs, du pus ou de la lymphe accumulée. Dans l'érysipèle, en particulier, la rougeur en réseau qu'on observe parfois au début de l'éruption pourrait être rapportée à la

périlymphangite des réseaux profonds du derme, et l'incon-
stance de la lymphangite elle-même pourrait expliquer celle
de l'aspect réticulé de la rougeur. Il est bien entendu, d'ailleurs, que je ne formule ici qu'une simple hypothèse qui
pourra se vérifier ou s'infirmer plus tard. »

On ne sera pas sans nous faire cette objection : A quoi bon
tout ce qui précède, puisque ce n'est que l'anatomie pathologique de l'érysipèle ? L'objection est fort juste, j'en conviens,
mais j'ai à répondre ce qui suit : quel est l'auteur qui a étudié jusqu'à ce jour les lésions histologiques des lymphatiques sous-épidermiques et dermiques ? Aucun. Donc, n'ayant
pas eu le bonheur de faire cet examen et d'avoir des pièces,
j'ai pris ces descriptions des lésions des lymphatiques dans une
maladie quelconque. Peu m'importe ; la lésion est là, je la
donne d'après des études sérieuses, approfondies, et je n'au-
rais, j'en suis convaincu, rien pu ajouter à ces remarquables
études des auteurs qui se sont occupés de ce sujet.

Ces lésions ont une importance fort grande à mon point de
vue, et j'ai la ferme conviction que je le prouverai à la pathogénie.

Mais continuons l'anatomie pathologique de l'inflammation
des lymphatiques ; sur cette étude reposera la discussion de
la pathogénie et de la discussion des faits, ainsi que sur l'a-
natomie normale, comme je l'ai déjà écrit plus haut.

Velpeau a donné la description complète des altérations
consécutives à l'inflammation des lymphatiques ; rien n'a été
ajouté à sa description ; je la reprends donc, pour qu'on ne
m'accuse pas d'avoir vu plus qu'il n'y avait, afin de pouvoir
étayer mes idées sur des lésions que mon esprit préoccupé de
mon sujet aurait cru découvrir.

Cet illustre professeur décrit trois ordres d'altérations :

1° Les unes portant sur les vaisseaux eux-mêmes ;

2° Les secondes appartenant aux tissus interposés ;

3° Les troisièmes devant être cherchées dans les viscères,
dans le sang et dans les régions éloignées.

Les détails qui précèdent nous dispensent de revenir sur la première question, d'autant plus que les études microscopiques n'existant pour ainsi dire pas, on ne connaissait pas les lésions que nous avons trouvées ; mais cet auteur décrit ce qu'il a pu observer. « À l'intérieur les lymphatiques sont entourés d'un tissu cellulaire facile à écraser et plus ou moins infiltré de lymphe trouble et demi-concrète.. C'est à l'endroit de leur entrecroisement et vis-à-vis de leurs valvules qu'ils sont le plus malades. C'est là que leur enveloppe celluleuse est souvent infiltrée de pus, qu'ils sont assez fréquemment fermés, que des noyaux lardacés se marquent au centre d'un phlegmon avorté, et qu'il faut chercher le point de départ d'une partie des abcès observés pendant la vie. La peau, qui se couvre souvent de larges phlyctènes, présente quelquefois çà et là des eschares, des plaques mortifiées. Ces plaques ont ceci de particulier qu'elles sont grises, d'un blanc jaunâtre, ramollies, comme boursouflées, et dans un état de fonte purulente plutôt que de gangrène. Leur aspect a quelque analogie avec le bourbillon du furoncle ou de l'anthrax. Au-dessus des téguments on trouve la couche celluleuse tout à fait saine dans certaines régions, plus ou moins endurcie et comme lardacée dans d'autres, infiltrée de pus ou de sérosité trouble sur quelques points, fondue, comme détruite par ulcération, là où s'étaient établies des collections purulentes et généralement épaissie partout ailleurs. C'est le tissu cellulaire interstitiel qui est le siége de presque tous les désordres. Entre les muscles, autour des vaisseaux, partout enfin, il est infiltré, endurci, épaissi ou détruit d'espace en espace, comme sous la peau. Quand il existe de là suppuration, c'est sous la forme de noyaux circonscrits plutôt que de clapiers ou de fusées. A moins d'exception rares on ne remarque aucun tissu mortifié au-dessous des aponévroses. Les artères et les veines sont parfois comme endurcies ou augmentées de volume ; mais, en les disséquant, on voit que ces apparences sont dues à l'épaississement, à l'infiltration de leur couche cellulaire graisseuse, extérieure, et à ce que dans leur voisinage rampent les vaisseaux lymphatiques les plus volumineux. »

Cette anatomie pathologique n'est-elle pas aussi complète que possible? après l'avoir lue, relue, je ne conçois pas comment ce grand maître, après avoir si bien observé, n'a pas généralisé la lymphangite et n'en a pas tiré des déductions fondamentales en créant la lymphangite comme maladie primitive, et l'inflammation du tissu cellulaire comme consécutive à cette lymphangite. Mais alors Velpeau ignorait que toute la peau en général était remplie de lymphatiques, qu'il y avait des réseaux lymphatiques sous-dermiques et que le tissu cellulaire lui-même était traversé par les mêmes vaisseaux, s'il n'était pas lui-même un tissu lymphatique.

Et alors ce grand observateur, se fondant sur l'anatomie, aurait montré que le phlegmon diffus n'était qu'une lymphangite primitive. Cependant nous devons faire remarquer que ce professeur, dans son article *Angioleucite*, du Dictionnaire encyclopédique, a généralisé la lymphangite comme affection primitive, et que pour lui la majorité des inflammations chirurgicales avaient pour point d'origine les vaisseaux lymphatiques. Qu'est-ce que c'est que l'inflammation primitive du tissu cellulaire dans les affections chirurgicales ? (1). Ainsi par exemple, si une maladie débute par une tuméfaction des ganglions de l'aisselle ; c'est une adénite ; si le lendemain il y a des traînées lymphatiques sur le bras, à la suite d'une petite plaie de la main, on ajoute : lymphangite ; si après se développent des plaques, on dit : érysipèle ; les jours suivants le tissu cellulaire sous-cutané est-il pris avec la peau, alors c'est une dermite avec phlegmon ; enfin, si tout le tissu cellulaire profond est pris c'est un phlegmon diffus ou érysipèle phlegmoneux. Mais enfin il me semble que tout s'enchaîne ici ! Mon esprit

---

(1) Je prie le lecteur de ne voir dans cette thèse qu'une discussion sur l'inflammation chirurgicale consécutive à un traumatisme.

suit clairement la succession des phases de la maladie ; après avoir indiqué, montré, figuré les lymphatiques, peut-on penser à autre chose qu'à une lymphangite ? N'observe-t-on par là toutes les altérations décrites par Velpeau ! Oui, mais me dira-t-on comment d'un coup de plume, vous, néophyte, vous rayez le phlegmon diffus, ce vieux phlegmon diffus des auteurs, vous osez prétendre qu'il n'y a là qu'une lymphangite ? Mais pourquoi cette suppuration de tout le tissu cellulaire ? Pourquoi cette mortification de la peau ? pouvez-vous expliquer sa marche terrible ? A cela je puis répondre, qu'à la suite d'une piqûre anatomique on voit un étudiant avoir une périadénite, un autre une lymphangite, un troisième un phlegmon, et un quatrième une intoxication complète ; dira-t-on que c'est par le tissu cellulaire que l'intoxication s'est faite ?

D'ailleurs n'y a-t-il pas tous les degrés de l'inflammation auxquels correspondent tout un groupe particulier de lésions sans que nous en connaissions les raisons ? Pourquoi chez tel individu observe-t-on une périostite circonscrite et chez tel autre une périostite diffuse ? A cela on peut répondre par ce vers de Virgile :

Felix qui potuit rerum cognoscere causas:

Cela n'empêche pas de chercher là où est la vérité.

Me voilà bien loin de mon sujet, je discute des faits de doctrine, et mon sujet est un point circonscrit de pathologie locale. Cependant, en réfléchissant bien, je ne suis point aussi éloigné des angioleucites du membre supérieur qu'on pourrait le supposer. J'en ai fait l'anatomie, je puis dire : l'anatomie pathologique par la description de Velpeau, et j'ai discuté les inflammations ou les phlegmons de cet organe en discutant le phlegmon lui-même. Nous entrons donc maintenant dans notre sujet par la pathogénie des inflammations de la main.

ÉTIOLOGIE ET PATHOGÉNIE.

Je viens d'exposer dans le chapitre précédent les lésions quelconques que l'on a trouvées dans les lymphatiques capillaires, dans les troncs lymphatiques et dans les tissus.

Cette étude préliminaire établie, il s'agit de chercher et de prouver que les lésions de ces organes sont, je ne dis pas toujours, car loin de là est ma pensée, mais le plus souvent primitives. Par les vaisseaux et en même temps par les vaisseaux capillaires, comme l'admet M. Robin, débutent les inflammations des doigts et de la main ; les phlegmons des autres tissus sont secondaires. Voilà les prémisses que je pose, voilà la thèse que je veux soutenir.

Tâche difficile et ardue, je le sens ! C'est en me trouvant aux prises avec cette idée que je défendrai avec la plus sincère conviction que j'entrevois les difficultés les plus grandes qui m'enlacent de toutes parts.

Nous allons en effet nous heurter de front à des idées soutenues et admises sans conteste par des chirurgiens tels que Dupuytren, Velpeau, Gosselin, etc.; par des anatomistes tels que Andral, Cruveilhier ! Nous allons battre en brèche une idée triomphante, régnant en souveraine, sans conteste, faisant partie intégrante de la pathologie chirurgicale ! Personne jusqu'à ce jour n'a osé ou cherché à porter la main sur l'inflammation spontanée du tissu cellulaire, sur le phlegmon en un mot !

Je suis ce profane, j'espère bien, avant qu'on me jette hors du temple, ébranler cette idole qui, j'en ai la conviction, sera bientôt abattue.

Deux maîtres, MM. les professeurs Dolbeau et Sappey me servent de soutien, je marche avec eux, et je commence.

Je ne veux point faire l'historique de la lymphangite; à quoi bon ? Tous les auteurs admettent des causes occasionnelles et prédisposantes.

Les causes occasionnelles sont des lésions traumatiques des lymphatiques, l'introduction de matières irritantes et septiques dans ces vaisseaux.

Pas un étudiant n'ignore la gravité des piqûres anatomiques, ou du danger que l'on court lorsque l'on fait une autopsie, un pansement d'une plaie avec une écorchure au doigt ou à la main.

Chaque année nous avons à déplorer la mort d'un camarade, victime de son zèle pour apprendre l'art de guérir !

Les causes prédisposantes sont aussi traumatiques, mais ici il y a plaie sans intoxication primitive. Les grandes plaies, les incisions larges, nettes, à bord non contus ne donnent qu'exceptionnellement lieu à des lymphangites. Ce sont au contraire les petites excoriations de l'épiderme, les envies, les piqûres d'aiguille, d'épines, de petits morceaux de bois ; les petites plaies contuses, superficielles des doigts, de la main, qui sont l'origine de ces lymphangites.

Toutes ces causes sont reconnues, acceptées pour tous les observateurs et j'attire l'attention plus spécialement encore sur ces faits. Rien n'est plus fréquent que ces lésions de l'épiderme aux doigts et à la main, aussi ne voit-on aucune inflammation plus fréquente que celle de l'extrémité inférieure du membre supérieur. Tous les chirurgiens à la tête d'un service d'hôpital le savent.

Ce ne sont pas les plaies récentes qui donnent le plus souvent naissance aux lymphangites ; ce sont ces petites excoriations, blessures, piqûres ou coupures, qui existent déjà depuis quelques jours, qui sont le point de départ de cette maladie.

L'observation attentive des faits montre que ce sont les ouvriers, les personnes que leur condition oblige à avoir les mains sans cesse en contact avec des liquides ou des corps irritants qui sont le plus fréquemment atteintes. Ces personnes ne regardent pas à une écorchure, à une piqûre ; la propreté n'est pas leur fait habituel ; leur profession leur impose la nécessité de ne pouvoir avoir les mains blanches ; aussi sans cesse les écorchures sont irritées, et cette irritation est le point de départ des angioleucites.

Ce point de départ admis et incontesté, examinons maintenant les différentes manières dont se comporte cette inflammation des lymphatiques, et son mode de procéder ; après quoi nous ferons notre classification d'après cette discussion générale.

Rien n'est plus bizarre, plus étrange, que la marche de cette maladie ; en effet quel est le praticien qui n'a pas été très-surpris de trouver une adénite axillaire, une péri-adénite même suppurée sans que le malade ait ressenti la moindre douleur sur le trajet des lymphatiques ? Si alors on cherche avec soin, on finit par trouver une petite écorchure, une petite excoriation de l'épiderme ; cette lésion insignifiante pour le patient n'a nullement attiré son attention ; il affirme avec la plus entière bonne foi, avec la plus sincère conviction, que cette écorchure ne lui a donné aucune sensation de douleur, pas même de cuisson, et qu'il n'a eu une douleur que dans le creux axillaire. Personne ne manquera de faire le diagnostic : périadénite consécutive à une écorchure d'un doigt. Dans ce cas, l'épiderme enlevé, les réseaux lymphatiques ont été directement irrités et de ce point est parti un élément irritant qui est venu provoquer par sa présence l'inflammation du ganglion lymphatique de l'aisselle, et même la suppuration du tissu cellulaire environnant.

Mais je vais prendre un autre exemple qui est encore plus frappant et que pas un médecin n'ignore ; je veux parler de l'intoxication cadavérique. Comme en toute discussion il est bon de citer des exemples, je les prends parmi des personnes connues, parmi deux de mes amis et collègues.

Pendant le dernier concours de l'adjuvat, mes collègues et amis, M. Valtat et M. Peyrot, aujourd'hui aide d'anatomie de la Faculté, s'étaient piqués avec une épingle dans le cours de leurs préparations anatomiques. Chez tous les deux le médius était le siége de la lésion primitive qui n'attira nullement leur attention. Le premier fut pris le lendemain soir de douleurs excessivement vives de l'épaule droite avec tendance à la lipothymie. Bientôt la douleur se localisa dans le creux sus-claviculaire, et un vaste abcès fut ouvert à quelque temps delà. Le second eut après quelques jours les ganglions axillaires gonflés, douloureux. Un abcès se forma et fut incisé, et pendant longtemps mon excellent ami constata une induration des cordons lymphatiques du bras.

Dans ces deux cas, il est impossible de mettre hors de doute que la piqûre a été le point de départ de l'inoculation du *virus* cadavérique, que ce virus, sans avoir donné pour ainsi dire aucun signe de sa présence au point inoculé, puisqu'il n'y a eu aucune lymphangite sur place, a été emporté par la lymphe jusque dans les ganglions axillaires, sans provoquer aucune inflammation pendant son parcours. Une fois arrivé dans les ganglions, il y a pris droit de domicile et a provoqué la suppuration.

Dans ces deux observations on remarque la marche différente de l'intoxication. Chez le premier il y a eu des phénomènes généraux, chez le second des phénomènes locaux. La terminaison a été absolument la même : suppuration des ganglions. Mais, chose remarquable, c'est que, chez mon collègue et ami Valtat, le virus a traversé les ganglions axillaires pour se développer dans les ganglions cervicaux. On comprend alors la cause des phénomènes généraux auxquels il a été en proie.

De ces faits et de beaucoup d'autres qui sont d'une très-grande fréquence, il résulte pour tous que le transport du liquide infecteux s'est opéré par les vaisscaux lymphatiques et s'est localisé dans les ganglions sans provoquer la moindre inflammation dans tout ce parcours des lymphatiques, depuis le doigt jusqu'à l'aisselle.

D'autre part, j'ai vu dans le service de M. le professeur Dolbeau et chez M. le professeur Gosselin, un cas où une écorchure du doigt avait été l'origine d'un abcès dans la gaîne du biceps. Ceci s'explique encore par l'anatomie ; car on sait que deux gros troncs lymphatiques traversent l'aponévrose brachiale en se coudant. Pour une raison que nous ignorons il y a arrêt du principe irritant, inflammation du lymphatique, une tronculite, comme l'appelle M. Dolbeau dans son cours, une péritronculite et une inflammation du tissu cellulaire environnant. Il se passe là ce qu'il se passe dans les ganglions axillaires. Cette explication, sur laquelle M. Dolbeau a insisté dans ses leçons cliniques et à l'École me paraît la vraie. Comment pourrait-on en effet expliquer cet abcès considérable de la gaîne du biceps produite par une écorchure d'un doigt, en disant que c'est par une inflammation spontanée du tissu cellulaire ? Pourquoi alors ne voit-on jamais de ces abcès à la face externe du bras, là où il n'y a pas de troncs lymphatiques ? Et d'ailleurs pourquoi les auteurs qui ne contestent pas la phlébite interne, la périphlébite et les abcès consécutifs, viendraient-ils refuser aux vaisseaux lymphatiques les mêmes prérogatives d'inflammation qu'ont leurs compagnes ?

Ces points sont d'une importance extrême, car, ces prémisses posées, nous allons poursuivre notre examen, toujours en nous rapprochant de la main et des doigts.

Voici un cas que j'ai observé dans le service de M. le professeur Dolbeau. Au n° 48 était couché un malade atteint d'un phlegmon superficiel du tiers inférieur de l'avant-bras, consécutif à une écorchure de l'annulaire. Une incision fut pratiquée. La guérison marchait rapidement, lorsqu'à deux centimètres du bord de la plaie s'est montré un petit abcès qui fut incisé ; puis un deuxième, un troisième. Dans ce cas, dira-t-on que le phlegmon s'est développé d'emblée à l'avant-bras sans l'intervention des lymphatiques ? Cette explication me paraît bien difficile. Car nous avons une écorchure d'un doigt, puis un abcès absolument comme dans les cas cités plus haut. Cet homme très-dur, terrassier, avait continué son travail, et c'est à la suite de fatigues que l'abcès s'est développé. Pourquoi les lymphatiques de l'avant-bras se sont-ils pris, me dira-t-on ? pourquoi les superficiels ? Comment l'inflammation d'un ou de plusieurs troncs a-t-elle pu donner naissance à un phlegmon circonscrit ? C'est inadmissible ; à cela je répondrai : Qui a pu jusqu'à ce jour dire pourquoi une piqûre anatomique, une simple écorchure d'un doigt est l'origine d'une adénite, d'un abcès circonscrit du bras ? Pourquoi chez tel autre individu y aura-t-il un phlegmon de la main, de l'avant-bras ou du bras ? Ce sont des causes qui nous échappent. Je n'ai point la prétention exagérée de vouloir tout expliquer. Je cherche à voir les faits, à les analyser et à en tirer des déductions qui satisfassent aux données anatomiques pathologiques, cliniques, et qui ne heurtent point le bon sens chirurgical.

Pour moi, j'ose dire que l'inflammation de un ou plusieurs troncs lymphatiques peut être le point de départ d'un phlegmon circonscrit, soit de la face dorsale ou antérieure de l'avant-bras. Voici comment : il y a une tronculite des troncs qui sillonnent l'avant-bras (voir les figures) ; il y a en même temps une péri-tronculite, et on sait d'après l'anatomie que j'ai donnée qu'il existe un réseau lymphatique sous-dermique, aussi bien à l'avant-bras qu'à la main, et que ces réseaux envoient des troncules aux troncs. Qu'y a-t-il alors d'invraisemblable que ces troncules et que les réseaux sous-dermiques prennent part à l'inflammation des troncs et que consécutivement il y ait suppuration du tissu cellulaire ? Cette hypothèse n'est-elle pas plus naturelle, plus normale que cette inflammation d'emblée du tissu cellulaire à une grande distance du point lésé ?

Je ne sais si je m'abuse, mais il me semble que je suis dans le vrai, et que mon interprétation est fondée sur l'anatomie normale, de laquelle on ne devrait jamais s'écarter quand on est assez heureux pour pouvoir directement en déduire les faits pathologiques.

Et lorsqu'on se trouve en présence d'abcès profonds de l'avant-bras au tiers moyen par exemple, n'est-il pas plus naturel d'admettre que ce sont les vaisseaux lympathiques qui sont le point de départ de la suppuration intra-musculaire ? Mais je reviendrai en détail sur ce sujet lorsque je discuterai d'après les observations les phlegmons profonds de la main et de l'avant-bras.

Plus nous nous rapprochons de la main, plus grande en apparence est la difficulté de soutenir cette idée ; l'inflammation du tissu cellulaire des membres est toujours consécutive à une lymphangite. Je dis en apparence : car si nous nous appuyons toujours sur l'anatomie, qu'observons-nous ? A l'aisselle sont les ganglions auxquels aboutissent tous les troncs lymphatiques ; les ganglions sont la plupart du temps enflammés quand il y a plaie du membre supérieur ; les troncs qui s'y rendent sont plus rarement le siége de suppuration ; ce ne sont que des vaisseaux de transport dont le nombre est limité et peu considérable ; à l'avant-bras nous remarquons que les troncs seuls que M. Sappey a pu injecter au mercure sont déjà bien plus nombreux, et l'on peut observer sur les figures que beaucoup de petits troncs nés de réseaux circonscrits viennent se jeter dans ces gros troncs. Si nous arrivons à la main, comme on peut s'en rendre compte en jetant un coup d'œil sur les figures qui sont à la fin de cette thèse, ou reconnaîtra par ce lacis inextricable de lymphatiques que la difficulté tombe par l'examen même. Et encore devons-nous ajouter que ces vaisseaux sont seulement ceux qui ont été pénétrés par le mercure.

En présence de ces planches, en présence de ces quantités innombrables de réseaux superficiels et des troncs qui suivent les artères et qui doivent être l'aboutissant de troncules aussi nombreux que ceux que nous voyons, peut-on ne pas dire que la difficulté d'expliquer les phlegmasies superficielles de la main disparaît d'elle-même ?

Est-il nécessaire alors, avec Bauchet, de diviser la main en quatre départements, ou d'admettre avec le professeur Gosselin, qu'une piqûre de la pulpe du pouce provoque l'inflammation des gaînes tendineuses ? Et si après l'autopsie il n'y a pas de pus dans les gaînes tendineuses comme cela est arrivé une fois à M. le professeur Gosselin lui-même, que devient la théorie ? Elle tombe. Mais alors le professeur est obligé d'admettre qu'il y a eu une péri-synovite suppurée ! Je préfère, avec mon maître M. Dolbeau, invoquer l'inflammation de lymphatiques.

Pour la suppuration de la face dorsale de la main, je ne varierai point dans mes théories. L'anatomie est là ; l'anatomie, elle toujours. Je suis fort, puisque je m'appuie sur elle.

Y a-t-il panaris, écorchure, durillon forcé, que m'importe le genre de lésion ; je prends ma carte, non les planches du professeur Sappey, et je suis pas à pas la marche de l'inflammation. Est-ce un doigt qui est lésé, je vois que les troncs lymphatiques qui en partent gagnent le dos de la main ; est-ce un durillon forcé siégeant au niveau de l'articulation métacarpo-phalangienne, je constate que l'inflammation gagne le dos de la main, mais aussi qu'elle peut envahir les vaisseaux lymphatiques de la paume de la main et donner naissance à un phlegmon de la paume et de l'avant-bras. Avec les deux autres théories peut-on expliquer cette marche ? Non. Je me trompe, on l'explique par l'inflammation de proche en proche du tissu cellulaire.

Depuis que je me suis livré à l'étude de cette thèse, je me heurte sans cesse à cette inflammation du tissu cellulaire. Et ce n'est que le commencement de mes alarmes ! Que ne me diront pas mes doctes juges en lisant ce que j'écris !

Quoi qu'il doive arriver, j'ai voulu savoir enfin une bonne fois ce que c'était que l'inflammation du tissu cellulaire, et alors j'ai cherché dans tous les ouvrages, fouillé dans tous les auteurs, interrogé les écoles françaises, allemandes ! Que sais-je encore. J'ai alors demandé, questionné ! Je me suis enfin aperçu que pour tout le monde le phlegmon était l'inflammation du tissu cellulaire et que l'inflammation de ce pauvre tissu cellulaire était une monnaie courante dont on ignorait l'origine et la marque. A mes questions on me répond : Eh bien, l'inflammation du tissu cellulaire, tout le monde la connaît, tout le monde l'admet ; c'est l'inflammation du tissu cellulaire. Oui c'est vrai, mais comment expliquer cette phlegmasie primitive, d'emblée, de ce tissu qui ne vit que par les vaisseaux qui lui apportent les sucs dont il a besoin ? Admettez une inflammation de ces vaisseaux, une inflammation d'organes qui peuvent s'enflammer de par eux-mêmes, donnez-moi une explication quelconque qui convienne à mon esprit, et je me déclare satisfait.

J'ai cherché par moi-même à élucider cette fameuse question, et voici le résultat de mes recherches.

Mais un scrupule m'arrête, après avoir lu les auteurs du Compendium de chirurgie qui s'expriment en ces termes : «Nous ne nous arrêterons pas à discuter, et sans rechercher de quel côté est la vérité, nous continuerons à envisager ici l'inflammation comme l'ont fait les auteurs qui nous ont précédés. En effet, la pratique et surtout la pratique chirurgicale, exige que l'on conserve le mot inflammation comme représentant un groupe de phénomènes qui sont si souvent liés les uns aux autres, qui président dans l'économie à tant d'actes curatifs ou désorganisateurs. » Puis ils ajoutent au point de vue du siége : « Quelques personnes pensent que les phénomènes inflammatoires s'accomplissent dans le tissu cellulaire; d'autres, avec plus de raison sans doute, en placent le siége dans les capillaires. M. Cruveilhier est allé plus loin en localisant la maladie dans les radicules veineuses.

Puis on lit plus loin : « Le phlegmon simple ou circonscrit est l'inflammation du tissu cellulaire. » Plus loin encore on trouve ceci : « On donne le nom de phlegmon diffus à l'inflammation aiguë , non circonscrite , du tissu cellulaire. »

Nous voilà déjà loin de ce que les auteurs ont avancé, à savoir : que l'on place avec plus de raison l'inflammation dans les vaisseaux capillaires. »

Mais continuons : M. Robin considère l'inflammation comme un trouble de la circulation capillaire, qui survient dans le transfert des liquides au travers du système capillaire de tel ou tel tissu. Selon cet auteur le plasma sanguin exsude de plus en plus entre les éléments anatomiques et forme un blastème. Celui-ci passe très-souvent à l'état de matière amorphe finement granuleuse, plus ou moins consistante suivant les tissus.

En même temps qu'a lieu ce passage du blastème de l'état liquide à l'état solide il y a presque toujours génération d'éléments anatomiques plus ou moins abondants. »

Le phénomène de suppuration consiste essentiellement dans la génération graduelle d'éléments anatomiques de l'espèce des leucocythes entre les éléments du tissu enflammé.

Rindfleisch, Conheim affirment que les cellules de l'exsudat inflammatoire sont en majeure partie des globules blancs sortis des vaisseaux. Hoffmann et Recklinghausen confirment ce fait.

MM. Vulpian et Hayem croient que la théorie de Conheim (les lobules de pus provenant du sang) est la seule qui ait en sa faveur des faits nets, précis, bien vérifiés.

M. Renaut que j'ai longuement cité, admet la théorie de Conheim, mais pour moi il donne l'origine de l'inflammation du tissu cellulaire. Après avoir décrit la migration des globules blancs dans les lacunes lymphatiques, puis dans les lymphatiques, il arrive aux vaisseaux lymphatiques, et dit : « L'inflammation envahit du reste toutes les couches de tissu conjonctif qui forme la paroi du vaisseau. On voit les cellules embryonnaires accumulées se disposer en séries entre les fibres conjonctives, de sorte que, sur plusieurs points, l'inflammation interstitielle a produit autant de jeunes cellules, autant de lymphatiques que dans la cavité. »

M. le professeur Sappey, d'après ses récentes recherches, a la certitude que l'inflammation du tissu cellulaire est consécutive à une lymphangite surtout.

En résumé, nous voyons donc qu'aujourd'hui, quelle que soit l'école que l'on interroge, pas une n'admet l'inflammation primitive du tissu cellulaire.

Je viens dire alors : l'inflammation de ce tissu, le phlegmon diffus, circonscrit, l'abcès et le panaris ne sont que des inflammations primitives des réseaux des troncules et des troncs lymphatiques et des vaisseaux capillaires.

Je vais chercher à le démontrer.

Quel que soit l'ouvrage de pathologie externe que vous preniez, vous lirez que les affections dont je parle sont consécutives à la saignée, aux blessures, écorchures, piqûres anatomiques, aux blessures, contusions légères, aux excoriations, brûlures, du 1er et 2e degré, surtout des membres.

Les auteurs du *Compendium* vont plus loin et ajoutent : « Les ouvriers négligent ces blessures, se livrent à des travaux pénibles, et irritent, par des pressions et des frottements réitérés, les surfaces traumatiques qu'ils laissent continuellement

exposées au contact de l'air et des corps extérieurs et de causes
irritantes ; de là résulte l'inflammation des bords de la plaie,
qui se transmet de proche en proche et détermine la lésion
du tissu cellulaire. »

Cet exposé est clair, mais il ne peut expliquer comment
une écorchure du doigt est le point de départ d'un phlegmon
de l'avant-bras sans qu'il y ait une inflammation de la main,
car alors la lésion du tissu cellulaire n'a pu gagner de proche
en proche. — Avec les lymphatiques l'explication est naturelle.
— Que l'on prenne le cas que l'on voudra, il sera toujours possible de suivre la maladie dont l'envahissement sera basé
sur l'anatomie.

Après une piqûre anatomique le fait est aussi simple. Le
virus a plus ou moins de force, il amène une phlegmasie plus
ou moins intense, et dans ce cas comme dans les autres, l'inflammation primitive des réseaux lymphatiques explique la
rapidité de la marche de la maladie.

Je ne puis entrer dans une plus ample discussion des faits.
Ce n'est pas une fin de non-recevoir.

Que d'objections me seront posées ? Pourquoi cet exposé ?
Qu'importe pour le traitement que le tissu cellulaire se prenne
primitivement ou consécutivement à une angioleucite ? Peut-
être y trouverons-nous certains avantages. Mais en tout cas, il
me semble qu'il est toujours utile et bon de chercher la vérité
en médecine plus que dans toute autre science.

Mais je ne puis m'empêcher de faire la citation empruntée
à M. Chassaignac. Cet auteur discute les observations de
Duncan sur le phlegmon diffus ; et voici comme il s'exprime :
« Nous donnerons donc une analyse aussi rapide que le comportent les limites que nous nous sommes imposées, de celles
des observations de Duncan dans lesquelles on peut contester
l'existence du phlegmon diffus.

Ainsi l'observation 3, Michaël Dogherty, se rapporte de toute évidence à une phlébite accompagnée d'abcès métastatiques... Les veines basilique et céphalique, à 2 pouces au-dessus du pli du bras, étaient remplies de pus.....

L'observation 4, Elisabeth Harper, présente un cas de phlegmon simple, suite de saignée. Il y a eu une seule collection purulente qui a nécessité une seule incision. Ce n'est pas ainsi que se comporte le plegmon diffus.

L'observation 6, Stewart, a pour objet une angioleucite ayant donné lieu à un abcès unique et n'ayant nécessité qu'une seule incision.

Obs. 7. — Mary Mac'Gregor. C'est un cas de phlébite ayant succédé à une ligature de veine.... « La tunique interne de la veine au-dessous de la ligature paraissait enflammée..... Les tuniques de la veine depuis la ligature supérieure jusqu'à la jugulaire externe sont épaissies et ressemblent à des tuniques artérielles..... »

Obs. 10 — John Wgitelaw. Angioleucite grave avec suppuration localisée dans l'aisselle.

Obs. 12. — Docteur Henner junior. Phlegmon localisé dans l'aisselle.

Obs. 13. — Dr Dewar. Présomption d'une angioleucite grave. Pas d'autopsie.

Obs. 14. — M. Cumming. Angioleucite grave. Pas une seule incision. Pas d'autopsie.

Obs. 15. — Madame Edie. Panaris grave. Phlegmon circonscrit de la main. Angioleucite intense. Pas de phlegmon diffus.

Obs. 16. M. W. D., étudiant. Angioleucite grave avec suppuration exclusivement localisée dans l'aisselle.

Obs. 17. — M. A. B., étudiant en médecine. Angioleucite avec suppuration exclusivement localisée dans l'aisselle. Ouverture de l'abcès. Guérison.

Obs. 18. — M. Burton. Admissible à la rigueur comme phlegmon diffus, quoique la maladie ait été dans son origine une angioleucite très-évidente.

Obs. 19. — M. S., étudiant en médecine. Angioleucite; abcès sur le dos de la main.

Obs. 20. — M. M., étudiant en médecine. Panaris aigu; abcès de la main.

Obs. 24. — Jeune dame opérée d'une tumeur sur le dos du pied. Angioleucite; abcès circonscrit sur deux points du membre, se trouvant tous deux sur le trajet des vaisseaux lymphatiques, l'un à la partie interne de la cuisse et l'autre dans la région inguinale elle-même.

Nous, nous tirerons les conclusions suivantes, à savoir : que les angioleucites graves simulent absolument le phlegmon et que cette gravité même est une preuve de ce que nous venons de soutenir.

J'en ai fini avec les discussions générales ; je passe à la partie clinique où je m'appuierai sur ce long exposé qui précède pour développer et affirmer ce que j'ai posé en principe : à savoir que la majeure partie des inflammations de la main sont des angioleucites.

CLASSIFICATION.

Les inflammations de la main ont subi de nombreuses dénominations.

Aujourd'hui les auteurs ont accepté à peu près uniformément celle de Bauchet. M. Chassaignac leur donne des noms différents. Il appelle dactylite ce que tout le monde appelle panaris.

Je ne changerai donc pas les classifications, du moins nominativement, et je donnerai la classification classique.

J'admets donc les trois variétés suivantes de Bauchet :

1° Panaris superficiel ;

2° Panaris sous-cutané ;

3° Panaris profond.

Puis pour les inflammations de la main proprement dite, j'accepte encore les trois variétés principales du même auteur, qui sont :

1° Inflammation superficielle ;

2° Inflammation sous-cutanée ;

3° Inflammation profonde.

Cette dernière est subdivisée par tous les auteurs en :

1° Inflammation du tissu cellulaire ;

2° Inflammation des gaînes tendineuses.

Je veux dès maintenant marcher pas à pas avec ces auteurs ; je prendrai leurs descriptions, je les discuterai à fond, et j'espère alors prouver, en me servant de leurs observations, de leurs déductions anatomiques, que toutes les inflammations de la main s'expliquent d'une façon infiniment plus naturelle par l'angioleucite que par leurs théories ; que

l'anatomie normale, la pathologie et la pathogénie sont toutes
en faveur de ma manière de voir.

Des Panaris.

Quel que soit le genre d'inflammation de la main et des
doigts, si l'on cherche bien, on trouvera toujours pour point de
départ une lésion des téguments. Cette lésion primitive de
l'épiderme est un fait acquis, indiscutable, tous les auteurs
l'écrivent, tous les chirurgiens le répètent dans leurs services.

Les écorchures, les éraillures, les piqûres, les envies qui
siégent autour des ongles, les blessures quelconques par
éclat de bois, de verre, des épines, des herbes coupantes ; les
éclats d'acier, de fer, de cuivre, etc., puis les plaies par écrasement chez les ouvriers ; les piqûres anatomiques chez les
médecins : telles sont les causes des inflammations qui nous
occupent.

Les profondes lésions faites par des instruments tran-
chants, les sections nettes intéressant tous les téguments ne
sont qu'exceptionnellement l'origine de ces redoutables
phlegmasies des doigts et de la main.

Avant d'aller plus loin, pouvons-nous donner une raison
plausible de ces accidents phlegmasiques consécutifs à ces
éraillures de la peau. Notre théorie peut-elle se mettre au lieu
et place de celle de l'inflammation du tissu cellulaire sous-
cutané, dans le panaris sous-cutané par exemple, et ne satisfait-elle pas plus l'esprit ? J'ai la prétention de me l'imaginer.
Et d'abord je suis certain que tout le monde commencera par
me dire : ce que vous avancez là est chose admise depuis
longtemps et vous avez noirci beaucoup de papier pour prouver
un fait admis par tous les bons observateurs. Si cette réponse
m'est faite, je dirai : Je suis heureux d'avoir été le premier

à résumer les idées de tous les observateurs consciencieux, car j'ai cherché, lu beaucoup, et je ne connais que deux professeurs qui défendent cette idée : M. Dolbeau et M. Sappey.

Cependant il me semble que peu de personnes ont avancé avant moi que le panaris sous-cutané et profond est une angioleucite primitive des réseaux sous-dermiques, des troncules et des troncs lymphatiques qui en partent et qui parcourent le tissu cellulaire sous-cutané. Je ne connais pas un mémoire où il soit écrit que la phlegmasie du tissu cellulaire soit consécutive. Cependant je vais trop loin — Velpeau a décrit l'inflammation du tissu cellulaire à la suite des angioleucites ; il a parlé de la gangrène et de la fonte du tissu cellulaire à la suite de l'inflammation de ces vaisseaux. M. Renaut, M. Lordereau et M. Cadiat les ont signalées dans l'érysipèle, mais ces auteurs n'ont pas tiré de leurs travaux les conclusions que je vais en tirer dans cet ouvrage.

Rarement une coupure nette allant même jusqu'à l'os n'a donné naissance à un panaris. S'il y a suppuration du tissu cellulaire, l'inflammation précède le développement des bourgeons charnus ; mais, chose digne de remarque, jamais cette inflammation ne gagne ce tissu qui se phlogose si facilement au dire de tous les auteurs. Une objection vient à la suite de celle que je pose : Comment se fait-il que vos vaisseaux ne s'enflamment pas. Cette raison ne soutient pas l'examen car la raison est la même que celle qui est acceptée par tous les auteurs, à savoir : que les capillaires sectionnés s'obstruent immédiatement par rétraction et par un caillot.

Dans le cas d'une écorchure au contraire, il y a éraillement de l'épiderme, les réseaux lymphatiques sous-épidermiques sont lésés, déchirés, si le corps vulnérant est chargé de principes virulents l'inoculation se fait d'emblée ; si au contraire les causes irritantes extérieures viennent se mettre en contact avec l'écorchure, il y a irritation directe des réseaux lymphatiques sous-épidermiques : d'où *angioleucite sur place ou réticulaire*, puis enfin auto-infection.

Cette *angioleucite réticulaire* sous-épidermique est l'inflammation du réseau lymphatique que l'on décrit dans l'anatomie. 1° Cette angioleucite se comporte comme toutes les angioleucites ; c'est-à-dire qu'elle peut rester localisée ou sur place, ou réticulaire. 2° Elle peut gagner de proche en proche et poursuivre sa marche dans les mailles du réseau. 3° Elle peut envahir les troncules du derme et donner lieu au panaris dermique. 4° De ces derniers troncules l'inflammation gagne le réseau sous-dermique en connexion directe avec le tissu cellulaire qui s'enflamme sur place mais toujours consécutivement à cette périlymphangite. J'ai parlé de ces innombrables troncules qui traversent ce tissu ; les mailles en sont si serrées qu'elles paraissent se toucher et qu'elles enferment entre elles des groupes de cellules conjonctives et de graisse. Je ne parle pas en ce moment de la nouvelle théorie qui veut que le tissu conjonctif soit un tissu lymphatique ; — car la discussion serait trop facile pour moi. — Ces lacis enflammés, les vaisseaux capillaires sanguins enflammés aussi, que peut faire le tissu cellulaire, sinon subir le sort que lui imposent ces vaisseaux chargés de le nourrir ? Peu importe ; ce qu'il y a de certain c'est qu'il suppure, c'est qu'il peut se gangrener et tous ces phénomènes sont consécutifs à cette première altération des vaisseaux lymphatiques.

Ainsi, nous avons donc une angioleucite sous-dermique correspondant au panaris sous-cutané qui, pour Bauchet et M. Chassaignac est une angioleucite, puis cette angioleucite, gagnant le derme et les couches sous-cutanées, devient le panaris sous-cutané, dont le panaris profond n'est qu'une complication.

Maintenant que nous avons développé nos idées sur le point de départ de la maladie, nous devrions entrer dans les détails de sa marche et appuyer cet envahissement de l'inflammation sur une série de raisons justes et précises pour démontrer que ces mêmes lymphatiques sont les voies de propagation et non pas le tissu cellulaire. Nous y arriverons en temps et lieu.

Nous allons chercher, par les observations prises dans tous les ouvrages, à prouver que nous ne heurtons pas le bon sens et que toutes ces inflammations peuvent être rapportées au même type et au lieu de faire des divisions et des subdivisions à l'infini, on n'aurait qu'une unité morbide.

Bauchet divise le panaris superficiel en :

1° Erythémateux ;

2° Phlycténoïde ou vésiculeux ;

3° Panaris unguéal ;

4° Panaris anthracoïde ;

Chassaignac divise sa dactylite sous-cutanée simple en 5 divisions à elle seule :

1° Dactyclite sous-épidermique simple ;

2° Dactylite unguéale ;

3° Dactylite angioleucitique ;

4° Dactylite dermique proprement dite ;

5° Dactylite anthracoïde ou sphacélique.

Voilà les divisions ; passons à l'étude de ces variétés. Nous l'exposerons d'après ces auteurs, après quoi nous nous résumerons et nous conclurons après discussion.

Avant d'entrer dans la description des panaris, je veux prévenir que mon intention n'est pas de faire une rapsodie des symptômes, du diagnostic, choses communes, écrites et enseignées partout. Je veux prendre la question de plus haut et écrire l'histoire de ces phlegmasies à mon point de vue, par conséquent prendre tout ce qui n'est pas en dehors de ma thèse, que ce soit en faveur ou non de mes idées.

Ce préambule posé, j'entre en matière.

I. Panaris superficiel de Bauchet. Dactylite cutanée de Chassaignac.

Bauchet s'exprime ainsi : « Cette variété comprend toutes les inflammations superficielles des doigts. » Il la sous-divise en plusieurs formes ou sous-variétés que j'ai citées plus haut ainsi que celles de Chassaignac.

1° *Panaris érythémateux.*

« Le panaris superficiel proprement dit ou érythémateux est le plus fréquent ; *c'est l'angioleucite des doigts.* Il a pour origine les causes les plus diverses : une écorchure, une piqûre. On l'observe surtout chez les étudiants en médecine, il peut donner lieu à un panaris de la seconde et même de la troisième variété et aux complications que nous étudierons plus loin. »

J'ai cité textuellement la phrase et je demande si cet auteur n'a pas donné lui-même la marche de l'angioleucite sous-épidermique, dermique et sous-dermique. Je ne cherche pas à tirer une explication en ma faveur, on n'a qu'à lire le résultat des observations de cet observateur et de celles de son maître Velpeau. Or, il est un fait; c'est qu'il dit : « Le panaris est l'angioleucite des doigts ; or ce panaris devient souvent de la 2ᵉ et de la 3ᵉ variété. » Comment et pourquoi ? N'est-il pas plus naturel de se fonder sur l'anatomie et de dire simplement : cette angioleucite a donné naissance à une angioleucite des troncules puis du plexus sous-dermique, puis des troncules et du tissu cellulaire.

Il est bien entendu, une fois pour toutes, que je ne parle de l'angioleucite que comme point de départ et que j'admets toujours consécutivement l'inflammation des capillaires.

Les symptômes : rougeur diffuse, gonflement léger ne

sont-ils pas encore des signes de lymphangite réticulaire ? Le tissu cellulaire peut-il s'enflammer d'emblée et donner naissance à cette rougeur, à ce gonflement ? Peut-on s'appuyer sérieusement sur l'inflammation des cellules conjonctives et sur leur tronsformation en cellules embryonnaires, etc., lorsqu'on voit la rougeur disparaître en quelques heures. Une cellule se modifie-t-elle aussi rapidement et revient-elle ainsi à son état adulte instantanément, je ne le crois pas. Aux signes locaux s'ajoute une douleur en général assez vive, quelquefois de la fièvre, de l'anorexie, de l'inappétence, de l'insomnie. Le gonflement peut alors se propager du côté de la main et il peut se déclarer des accidents que Bauchet appelle des complications. Quel chirurgien ne dirait pas, en lisant ces symptômes, sans savoir s'il s'agit d'un panaris spécialement, inflammation superficielle, avec rougeur et un peu de gonflement avec tendance à envahir les tissus : c'est une angioleucite ? Mais Bauchet continue : « Le pronostic de cette phlegmasie est peu grave, s'il ne s'agit que de la phlegmasie en elle-même ; mais très-souvent elle se propage et gagne du côté de la main, de l'avant-bras, des ganglions, il ne faut jamais, dès le début et avant que l'inflammation soit bien éteinte, rester inactif. » Que puis-je ajouter à cette description pour prouver que c'est la marche normale de l'angioleucite ascendante. — Rien. — Discuter serait affaiblir le texte même de l'auteur.

M. Chassaignac décrit cette dactylite *angioleucitique* à la suite de piqûres anatomiques. Il lui donne deux formes : l'une *trajective ou canaliculaire ;* l'autre *réticulaire* ou sur place.

2º Si le panaris superficiel ne donne pas lieu à un panaris sous-cutané, il peut déterminer une exhalaison de sérosité qui soulève l'épiderme et produit une phlyctène. » C'est le *phlycténoïde ou vésiculeux*. J'ignore pourquoi les phlyctènes se produisent et par quel mécanisme, ce que je sais c'est que Velpeau lui-même a observé leur apparition dans les angioleucites et qu'il les a signalées, mais ce panaris peut être l'origine d'une inflammation profonde du derme. — Même marche que pour le panaris superficiel.

3° Le *panaris unguéal* ou tourniole naît à la suite de piqûres, sous l'ongle (Chassaignac), de piqûres anatomiques (Bauchet). Il en est de même du *panaris unguéal* phlycténoïde. « Cette variété de panaris est assez fréquemment le point de départ du panaris sous-cutané ou bien d'inflammations lymphatiques ou ganglionnaires. Elle a surtout pour caractère presque constant de produire de la fièvre, des douleurs aiguës, de l'insomnie et quelquefois du délire. » (Bauchet). Dans ce cas le pourtour de l'ongle est rouge, tuméfié, l'épiderme est soulevé par une sérosité purulente ou sanguinolente, et on peut observer la suppuration sous l'ongle luimême. Nous savons qu'un réseau lymphatique enveloppe la matrice de l'ongle et ce dernier.

Les douleurs sont expliquées par la compression et l'irritation des papilles nerveuses par la présence du foyer inflammatoire. Les autres symptômes se rapportent à l'angioleucite.

OBS. I. — Panaris sous-unguéal du pouce droit ; collection purulente sous l'ongle. — Incision, cataplasmes. — Guérison rapide. (Mémoire de Bauchet.)

Jeune fille de 21 ans ; entrée salle Sainte-Catherine, n° 15, dans le service de M. Velpeau, à l'hôpital de la Charité, le 3 ; sortie le 8 février 1853.

Il y a neuf jours que cette jeune fille, qui est d'une bonne constitution et d'un tempérament lymphatique, s'est fait une piqûre au pouce de la main droite : elle nettoyait des casseroles avec du sable grossier, lorsqu'un grain s'introduisit assez profondément sous l'ongle ; elle enleva aussitôt le grain et ne s'inquiéta nullement de cet accident, qui ne lui avait causé qu'une douleur légère. Deux ou trois jours après elle a commencé à ressentir une douleur continue dans le doigt ; à peu près en même temps apparut de la chaleur, puis de la rougeur et de la tension ; son pouce se tuméfia à partir du côté interne de l'ongle et audessous de la racine ; le gonflement se propagea le long de cette racine, et envahit un peu la pulpe. On lui ordonna des bains locaux d'eau de guimauve, et des cataplasmes émollients de farine de lin. Son état empira pendant quelques jours, le doigt entier devenait rouge et gonflé. La malade introduisit alors une épingle sous l'ongle, et la piqûre laissa sortir une petite quantité d'un liquide assez transparent, mêlé de sang.

3 février. — *Etat actuel.* Le pouce est tuméfié depuis son extrémité jusqu'à son milieu; il est rouge, et la peau tendue; la pulpe fait sous les téguments une saillie assez considérable; *autour de la racine de l'ongle*, on voit un bourrelet saillant, douloureux; l'ongle paraît légèrement soulevé, et sous lui on aperçoit un petit foyer purulent s'étendant aussi sous le bourrelet inférieur. Toutes les parties tuméfiées, sont le siége d'une douleur augmentant par le toucher; la première phalange est saine, le pli du bras et l'aisselle libres, et l'état général excellent L'ongle est coupé aussi court que possible avec des ciseaux, jusqu'à entamer une portion de la pulpe. Par cette ouverture s'échappe, au moyen de la pression sur la pulpe du doigt, une petite quantité d'un liquide séro-purulent rougeâtre. Le doigt est entouré de cataplasmes émollients.

8 février. — La rougeur a disparu, ainsi que la tension et la douleur; le bourrelet s'est affaissé; il existe encore un peu de gonflement général, et l'on peut exprimer encore quelques gouttelettes de ce liquide rougeâtre. La malade sort en voie de guérison.

4° *Panaris anthracoïde.*

Je suis bien certain que la première pensée du lecteur sera que ce panaris est bien loin d'être une angioleucite et qu'il faut avoir une véritable idée préconçue pour chercher à le ranger dans les lymphangites. C'est bien possible. Et cependant nous allons discuter cette possibilité.

Nous lisons dans M. Robin : « A la peau se trouvent annexés d'autres organes, qui concourent, avec les ongles et les cornes, à en faire l'appareil du tact et du toucher, les organes sont sous-cutanés comme l'est la mamelle et n'appartiennent pas plus à la peau que cette glande elle-même. Ce sont : 1° les *follicules pileux* dont la partie essentielle, le bulbe, et souvent les glandes pileuses sont dans le tissu adipeux sous-cutané sauf pour les petits poils de duvet ; 2° les *glandes* sébacées, telles que celles de l'aréole du mamelon ou tubercules de Montgomery, qui sont aussi dans le tissu adipeux sous-cutané ; 3° les glands ou *follicules glomérulés*, soit de la peau en général, soit de l'aisselle. » Comme je vois que les auteurs font du panaris anthracoïde une inflammation du

bulbe pileux, je recherche dans M. Robin la structure des
poils ; la voici : « L'*appareil pileux* se compose: 1° du follicule,
pourvu à son fond d'un renflement ou *bulbe*, formé de la
même substance ; 2° de l'épiderme qui les tapisse du côté du
poil ; 3° des glandes pileuses annexées au follicule et sous-
cutanées comme lui :— Le follicule est formé d'une paroi propre en cul-de-sac ouvert à la surface de la peau et s'enfonçant
de 1 à 5 millimètres au-dessous d'elle dans le tissu adipeux.
Cette paroi est formée d'une substance amorphe, granuleuse,
parsemée de noyaux sphériques ou ovales, élément anatomique différent du derme. Les vaisseaux très-fins ne font que
ramper à sa surface en mailles quadrilatères allongées sans
pénétrer dans son épaisseur. Le *bulbe* est un renflement placé
au fond du follicule. Il est formé de la même substance amorphe dépourvue de noyaux. Les vaisseaux ne pénètrent un peu
profondément dans son épaisseur que sur les grands poils,
mais pas même dans les cheveux humains. » Comme j'ai dit
précédemment que pour M. Robin, l'inflammation n'a pour
siége que les vaisseaux capillaires, je me crois triomphant.—
Pour lui il n'y a pas d'inflammation du bulbe. — Pour m'é-
difier et m'appuyer sur l'opinion de ce professeur, je consulte
l'article *Anthrax* : Quel n'est pas mon désappointement
lorsque je vois que : « l'anthrax est une tumeur inflammatoire qui affecte le tissu lamineux sous-cutané et le derme et
qui se termine toujours par gangrène. » Je me rejette alors
sur le panaris, mais je trouve la même inflammation du tissu
lamineux. — Y a-t-il contradiction, ou n'ai-je pas compris ?

Loin que la lumière se soit faite, je me trouve plus que jamais dans l'obscurité ; je vais chercher à m'éclairer.

1° M. Robin dit que l'inflammation se passe dans les capillaires, et les vaisseaux capillaires n'existent que dans le bulbe
des gros poils.

2° Comment se fait-il que cette affection anthracoïde

se développe le plus souvent aux doigts et jamais sur le cuir chevelu et la poitrine ?

3° Comment expliquer que toutes les écorchures, plaies du cuir chevelu, donnent naissance à des adénites cervicales seulement ?

Nous répondrons après avoir exposé la description de Bauchet, Nélaton, etc.

Les bulbes pileux peuvent s'enflammer soit isolément, soit simultanément à la suite de piqûres, d'écorchures, soit quand les mains ont baigné pendant un temps assez long dans un liquide irritant. L'inflammation est-elle circonscrite, ce n'est que l'acmé pilaris.; est-elle plus profonde, le derme et les couches les plus superficielles du tissu cellulaire participent alors au travail phlegmasique, et il y a alors panaris anthracoïde, dit Bauchet.

D'après la description de M. Robin, le bulbe ayant son siége dans le tissu adipeux de 1 à 5 millimètres au-dessous de la peau, l'inflammation doit toujours être sous-cutanée. Mais que dire de cette phrase de Bauchet: « Le panaris anthracoïde se montre rarement à la face palmaire, et si on l'observe quelquefois, il se produit par un mécanisme tout particulier ; le pus se fait jour par plusieurs pertuis et le derme se perfore en pomme d'arrosoir. » Si le panaris anthracoïde est une inflammation du bulbe pileux, il n'existe pas à la face palmaire puisqu'il n'y a pas de poils.— Si cette même face palmaire est le siége d'une affection identique au panaris anthracoïde bulbaire, c'est que ce n'est pas la bulbe qui est le point d'origine de cette inflammation. Et alors après avoir parcouru la description de cette phlegmasie : tumeur circonscrite, d'un rouge violacé, douloureuse à la pression, blanchâtre à son centre, on arrive à ce fait, que : « comme dans le panaris érythémateux, on observe de la rougeur dans le voisinage et les signes qui indiquent le développement d'une angioleucite. » Au lieu d'accepter l'angioleucite comme complication, si j'avançais que c'est elle la lésion primitive, qu'aurait-on à m'objecter : Fournissez la preuve. Mais qui jusqu'à ce jour a donné cette preuve de l'inflammation du bulbe pileux quand actuellement tous les auteurs, M. Robin lui-même, n'acceptent pas l'inflammation primitive du tissu lamineux ?

Cependant, comme démolir n'est pas une science, que la critique est facile, dit-on, mais l'art difficile, je vais chercher à démontrer que mon opinion n'est pas plus mauvaise que les précédentes, peut-être est-elle préférable, puisque encore ici je m'appuie sur l'anatomie et sur deux autorités, Velpeau et Sappey.

Je cite d'abord Velpeau : « La peau, qui se couvre souvent de larges phlyctènes, présente quelquefois çà et là des eschares, des plaques mortifiées. Ces plaques ont ceci de particulier, qu'elles sont grises, d'un blanc jaunâtre, ramollies, comme boursouflées et dans un état de fonte purulente plutôt que de gangrène. Leur aspect a quelque analogie avec le bourbillon du furoncle et de l'anthrax. »

Voilà une anatomie qui date de quarante années, et que je cite. N'est-ce pas là lésion du panaris anthracoïde ? M. Sappey, en montrant le dessin de ses nouvelles recherches sur les lymphatiques, a attiré mon attention sur cette particularité, qu'un réseau lymphatique, très-serré, enveloppe complètement le bulbe pileux et les glandes de la peau.

Est-il hors de sens d'admettre qu'il y a eu inflammation circonscrite de ce plexus lymphatique, environnant le bulbe pileux ; n'est-il pas admissible que le tissu cellulaire, les glandes circonscrites dans ce réseau lymphatique enflammé, soient privés de l'apport des fluides nécessaires à leur entretien vital ; n'est-il pas alors compréhensible qu'il y ait mortification sur place de ces tissus, hypersécrétion de la glande, tout phénomène consécutif à cette irritation. Cette inflammation du réseau sous-cutané satisfait plus l'esprit et nos connaissances anatomiques que l'inflammation du bulbe pileux ; car, comme je l'ai montré, le bulbe et le follicule ont leur siége de 1 à 5 millimètres au-dessous de la peau. Par conséquent, le panaris devrait toujours être sous-cutané, tandis que les auteurs le rangent dans les panaris superficiels, ce qui est une erreur. En admettant l'inflammation du réseau sous-dermique, des troncules du derme à la suite d'une écorchure, on base la pathogénie de cette petite affection sur des faits anatomiques. Ce qui vient encore à l'appui de l'opinion que j'invoque, c'est que je ne conçois absolument pas que le panaris anthracoïde puisse être placé à la face palmaire, puisqu'il n'y a pas de poils. Aussi Bauchet reste-t-il dans une réserve absolue pour en donner le siége. Qu'invoquerait-il ? Ne peut-on pas expliquer ici la production de ce panaris par l'inflammation du réseau lymphatique, enveloppant les glandes sudoripares, comme me l'a montré M. Sappey. Et, à ce propos, je puis avouer que, dans mes recherches, j'ai trouvé un auteur, M. Chassaignac, qui a eu le premier cette idée, lorsqu'il a décrit l'angioleucite perpendiculaire.

Obs. II. — Panaris anthracoïde du médius ; menace de phlegmon diffus ; douleurs vives.—Incision, cataplasmes ; guérison. (Mémoire de Bauchet.)

Malade de 46 ans, entré, salle Sainte-Vierge, n° 1, 14 avril 1853, sorti le 2 mai.

C'est par un petit bouton rouge, blanc au centre, acuminé et très-douloureux, que le mal a commencé sur la *face dorsale de la première phalange* du médius. Le doigt a enflé, pris une teinte violette, et une petite ouverture s'est faite par où sortait, non pas un pus liquide, mais un grumeau blanchâtre qu'on ne put enlever en promenant uu linge sur la plaie. Néanmoins le malade continuait à travailler en s'enveloppant le doigt d'abord de cataplasmes, puis d'onguents divers que des bonnes femmes lui conseillèrent.

Au bout de huit jours le mal avait pris un caractère grave ; tout travail était impossible ; des douleurs lancinantes, atroces, privaient le malade de tout repos ; il se décida à entrer à l'hôpital.

14 avril. — Le doigt médius de la main droite dans toute son étendue est le siége d'une tuméfaction considérable qui s'est propagée sur la main, et commence à envahir l'avant-bras ; celui-ci, jusqu'au coude, est un peu rouge et chaud, et manifestement plus volumineux que le membre du côté opposé. Au niveau de la première phalange du médius, on observe une mortification du tissu cellulaire assez avancée.

La peau est détruite dans un espace qui, vu le gonflement des parties, équivaut à peu près à la surface d'une pièce de cinq francs. Les bords de l'ulcération sont violacés, tendus, très-durs, et se continuent sans ligne de démarcation bien marquéé avec le centre; le fond de la plaie est rempli par un tissu cellulaire infiltré, en voie de mortification, mais non encore sphacélé complètement; au milieu on observe un assez grand nombre de petites ouvertures d'où s'échappent des grumeaux blanchâtres, très-analogues aux bourbillons furonculaires. Les douleurs sont vives, intolérables par moments, et retentissent jusque sous l'aisselle; il y a une réaction fébrile générale; le pouls, senti à gauche, est dur et fréquent; il y a une soif assez vive et un peu de céphalalgie.

On enveloppe la main d'un large cataplasme qui remonte jusque sur l'avant-bras.

15 avril. — Le lendemain, le malade se trouve un peu mieux; il a dormi un peu, le pouls est moins dur et la soif a disparu.

Les jours suivants, la mortification du tissu cellulaire fait d'abord quelques progrès vers le dos de la main, où il s'établit quelques décollements. Puis l'inflammation se limite; l'avant-bras se désenfle.

21 avril. — La main elle-même est moins tuméfiée, moins rouge, moins chaude; un cercle violacé persiste seulement autour des eschares, qui sont assez détachées pour qu'on en puisse exciser une bonne partie.

Dès lors la convalescence marche rapidement. La plaie se déterge et prend un bon aspect. Le doigt se désenfle; des bourgeons charnus apparaissent bientôt, et le 25 avril on substitue aux cataplasmes un pansement simple au cérat.

2 mai. — Le malade demande à aller achever chez lui sa guérison. La plaie est bien rétrécie; elle n'a plus que le diamètre d'une pièce de 20 centimes, et est couverte de bourgeons charnus fermes et rosés d'un très-bon aspect. Le doigt est encore roide, mais il commence à pouvoir se plier.

Le malade a été revu à la consultation. La plaie est bien guérie, et le doigt peut exécuter tous ses mouvements.

Réflexions. — J'ai pris l'observation de Bauchet, lui-même, et je crois, en la lisant, que nous avons devant les yeux une véritable angioleucite de la main et de l'avant-bras La preuve c'est que les ganglions axillaires ont été pris après le bras.

II. — PANARIS SOUS-CUTANÉ.

Dactylite sous-cutanée de Chassaignac.

Bauchet subdivise cette variété en panaris gangréneux et panaris de la pulpe.

Voici le texte de cet auteur : « Le panaris sous-cutané a pour siége le tissu cellulaire. Il occupe presque toujours toute l'épaisseur du tissu cellulaire sous-cutané ; mais, dans quelques circonstances, assez rares, il peut rester limité à la face profonde du derme et à la couche la plus superficielle du tissu cellulaire qui remplit les vacuoles de la face profonde de la peau. »

Les causes sont des plus diverses : il succède à un panaris superficiel ; d'autres fois, l'inflammation naît d'emblée dans le tissu cellulaire sous-cutané, sous l'influence des mêmes causes, qui peuvent souvent ne donner lieu qu'au panaris superficiel ; piqûres diverses, écorchures, déchirures, coupures, etc.

M. Chassaignac divise sa dactylite sous-cutanée en dactylite phlegmoneuse panniculaire et dactylite phlegmoneuse disséquante. Pour fonder cette division, M. Chassaignac dit : « Ces deux variétés dérivent d'une distinction anatomique indispensable : 1° Le tissu cellulaire serré, qui double la peau, e qui, à la manière de coussinets graisseux, présente dans sa composition un mélange de tractus fibreux, semés au milieu de la substance adipeuse, ce qui donne un caractère feutré à ce tissu : dactylite phlegmoneuse panniculaire ; 2° le tissu cellulaire, lâche, qui entoure immédiatement le fourreau ou la gaîne des tendons : dactylite phlegmoneuse disséquante. » Cet auteur continue : « Quand l'inflammation siége dans le tissu cellulaire adipeux sous-cutané, il y a tumeur phlegmoneuse circonscrite. S'établit-elle, au contraire, dans la couche celluleuse qui revêt la gaîne des tendons, elle s'y propage longitudinalement, de manière à simuler la dactylite tendineuse. »

M. Chassaignac a été frappé de ces faits ; il en donne une explication juste, mais je crois que celle que je vais donner, toujours basée sur l'anatomie, est encore plus précise.

Je ne reviens pas sur le panaris sous-cutané, comme lésion

anatomique, je maintiens pour lui ce que j'ai dit pour le panaris superficiel et anthracoïde. Il y a lymphangite sous-dermique et inflammation consécutive du tissu cellulaire. Y a-t-il gangrène, j'admets l'explication de Bauchet, qui est celle de tous les auteurs : il y a oblitération des vaisseaux nourriciers, et le derme se gangrène. Rien n'est donc en contradiction avec mon opinion. Ce n'est qu'un degré d'inflammation de plus. Y a-t-il nécrose d'une phalange ? je ne chercherai pas d'autre cause que celle qui est donnée par Bauchet. Seulement je crois que cette inflammation de tout le tissu cellulaire sous-cutané de la phalange unguéale est encore plus facile, plus rapide; parce que c'est à l'extrémité des doigts que les réseaux lymphatiques sont les plus riches, et que c'est à travers les réseaux que passent les vaisseaux nourriciers qui s'enflamment alors par contiguité et qui s'oblitèrent.

Je reviens maintenant à la dactylite phlegmoneuse disséquante de M. Chassaignac. Je m'appuie sur l'autorité de son nom pour maintenir encore ma manière de voir. M. Chassaignac écrit que la phlegmasie suit le tissu cellulaire péri-tendineux, et qu'elle gagne de proche en proche. Mais il n'y a qu'à jeter un coup d'œil sur le premier livre d'anatomie, pour voir que les artères suivent les gaînes tendineuses, et que des vaisseaux lymphatiques les accompagnent. Pourquoi refuser à ces vaisseaux lymphatiques de s'enflammer et de suppurer comme ceux du bras, par exemple, à la suite d'une piqûre d'un doigt. Il y a là tronculite, péritronculite; quoi de plus simple comme explication ? Que peut-on objecter ? Nous montrerons, plus loin que c'est grâce à cette lymphangite qu'on peut expliquer anatomiquement ces inflammations de la main et du dos de la main.

En résumé, pour nous, les panaris superficiel, anthracoïde, sous-cutané, de la pulpe digitale, gangréneux, nécrosique ou profond, ne sont que des lymphangites superficielles, dermiques, sous-cutanées ou des tronculites, toutes circonscrites.

Nous parlerons plus loin des lymphangites envahissantes et de leur pathogénie.

Voyons maintenant si nous pouvons appuyer notre opinion sur des observations. Je dirai tout d'abord que je les ai prises dans des ouvrages publiés ; j'aurai au moins le bénéfice de ne pas être accusé de les avoir prises avec préméditation. Ces observations sont extraites du traité de la suppuration de M. Chassaignac.

Obs. III. — Dactylite phlegmoneuse ; drainage.

Rondelot (François), 42 ans, cordonnier, est entré le 19 octobre 1855 à l'hôpital Lariboisière.

Quinze jours avant son entrée à l'hôpital, ce malade s'est piqué avec une aiguille au niveau de la deuxième phalange du médius gauche. Durant plusieurs jours, il n'éprouva qu'une légère douleur et n'y prit pas autrement garde. Mais peu à peu la douleur s'accrut, le doigt se tuméfia et le malade ne pouvant plus continuer son travail entra à l'hôpital.

Le doigt est très-enflammé, la fluctuation manifeste. Au moyen du trocart à drainage on introduit à travers la collection purulente et dans le sens longitudinal un séton perforé qui donne issue au liquide. On panse avec des cataplasmes et on tient la main élevée sur un coussin.

21 octobre. La main et le doigt sont désenflés ; il y a encore un peu de suppuration. On continue les cataplasmes.

Le 23. Le mieux continue ; plus de suppuration ; on supprime le séton.

Trois jours après l'enlèvement du séton, la cicatrisation était parfaite.

Obs. IV. — Dactylite phlegmoneuse de l'annulaire gauche ; large incision ; guérison.

Orset (Joseph), 31 ans, est entré le 7 août 1855 à l'hôpital Lariboisière.

Il y a quatre jours, le malade s'est piqué l'articulation de la première phalange de l'annulaire gauche avec un fil de fer rouillé. Dès le lendemain, le doigt et la main sont devenus très-douloureux, très-tuméfiés, ainsi qu'une partie de l'avant-bras ; puis il se forma au niveau de la plaie de la piqûre un abcès phlegmoneux dans le tissu cellulaire du doigt.

Une large incision est pratiquée sur cette partie et donne issue à un pus floconneux. La main est élevée sur un coussin et recouverte de larges cataplasmes.

Dès le lendemain le malade se trouve en voie de guérison ; les douleurs de la main et du bras se sont dissipées ; la main et le doigt sont en partie désenflés ; la plaie produite par l'incision fournit encore un peu de suppuration.

9 août. La suppuration a cessé ; toute douleur et toute tuméfaction

ont'disparu. Pansement par occlusion. On accorde au malade sa sortie.

Obs. V. — Abcès au niveau de l'articulation métacarpo phalangienne
de l'index. (Dactylite sous-cutanée).

Le 6 février 1845 entre à l'Hôtel-Dieu, salle Saint-Côme, 8, le nommé Hulin, 41 ans, sabotier.

Cet homme, par suite d'une coupure faite il y a un mois avec un outil de sa profession, présente au niveau de l'articulation métacarpo-phalangienne de l'index un vaste décollement avec issue de pus au dehors. En sondant la plaie on n'arrive sur aucune portion d'os malade. Les mouvements d'extension du doigt sont douloureux.

7 février. Pansement par occlusion.

Le 10. Un peu de pus sous la peau, évacuation au moyen d'une piqûre de lancette.

Le 14. Le malade sort guéri de son décollement.

Plus de suppuration. Pansement par occlusion.

Obs. VI. — Dactylite disséquante, puis tendineuse ; incision ;
cataplasmes ; guérison.

Camus (Antoine-Joseph), 19 ans, garçon charcutier, entre à l'hôpital Lariboisière le 4 décembre 1855.

Il y a quelque temps, le malade ressentit à l'index de la main gauche une violente démangeaison, il gratta son doigt outre mesure, le doigt enfla et il se forma une collection de pus sous la peau. Le malade alla consulter un marchand de vins de la rue Saint-Martin, connu dans ce quartier pour le traitement des panaris. Cet homme lui donna une pommade qui ne fit qu'aggraver son état. C'est alors que la malade entra à l'hôpital.

Le lendemain, M. Chassaignac fend le doigt dans toute sa longueur. Il en sort une assez grande quantité de pus. La gaîne du tendon a été envahie et détruite en grande partie. Le tendon est à nu. Application de cataplasmes. Le malade nous apprend qu'il a déjà eu au médius de la main droite un panaris pour lequel il est resté cinq semaines à la Charité.

6 décembre. Mieux très-sensible. Le doigt se dégorge ; suppuration abondante.

Les jours suivants, le mieux continue. La plaie prend un bon aspect, la suppuration diminue, le travail de cicatrisation s'opère et le malade sort parfaitement guéri le 8 janvier 1856.

Obs. VII. — Dactylite disséquante consécutive à un durillon
froissé phlegmoneux.

Vedrenne (Pierre), 45 ans, forgeron, entre à l'hôpital Lariboisière le 18 novembre 1856.

C'est à la suite d'un travail forcé pendant plusieurs jours que s'échauffa un durillon que le malade portait au pouce droit. L'inflamma-

Chevalet.   5

tion fit des progrès et bientôt le pus se répandit sous l'aponévrose disséquant les tissus avec lesquels il se trouvait en contact. Le point de départ avait été au pouce, puis le mal avait gagné la paume de la main; néanmoins quand le malade entra à l'hôpital, le pus n'avait point encore envahi les gaînes des tendons fléchisseurs. Deux incisions furent pratiquées pour faciliter l'écoulement du pus, et la main fut enveloppée dans un ample cataplasme.

Le 20. Le malade était bien soulagé, il reposait la nuit et n'avait plus de fièvre.

Le 30. Il a pu sortir guéri.

Obs. VIII. — Dactylite disséquante dorsale du doigt médius;
incisions; cataplasmes; guérison.

Fouquet (George), 37 ans, garçon boucher, entre le 4 décembre 1856 à l'hôpital Lariboisière.

Le point de départ de la maladie chez cet homme est une piqûre faite avec un couteau de boucher dont la lame était peut-être enduite d'une certaine quantité de matière septique. A cette piqûre succéda une angioleucite réticulaire, mais l'inflammation limitée au réseau lymphatique superficiel ne donna lieu qu'à une suppuration circonscrite du tissu cellulaire de la face dorsale de la main, suppuration qui ne paraissait pas avoir une grande tendance à s'étendre et à envahir la face palmaire. A l'entrée du malade, on pratique deux incisions sur la face dorsale du doigt médius, qui est le point où la lésion avait eu lieu et où l'inflammation s'était toujours montrée le plus intense. La main est enveloppée dans de grands cataplasmes.

Les jours suivants, aucun accident ne vient mettre d'entraves à la guérison qui est obtenue au bout de dix jours par le seul effet d'incisions pratiquées à temps dans les parties envahies, d'une position convenable, enfin des cataplasmes.

Obs. IX. — Dactylite disséquante.

Kepper (Pierre), 58 ans, entre le 10 novembre 1852, à l'hôpital Saint-François, 31.

Il y a quinze jours, ce malade se fit avec un morceau de verre une plaie à la face dorsale de la main gauche au niveau de l'articulation moyenne. Consécutivement à cette plaie, il survint un phlegmon du doigt, qui amena de la suppuration dans toute son étendue.

Le pus accumulé dans le tissu cellulaire sous-cutané amena la perforation de la peau en plusieurs points. Mais ces ouvertures ne suffisant pas à l'écoulement du pus, et d'ailleurs la peau étant décollée dans une très-grande étendue, on pratiqua sur chacune des faces palmaire et dorsale une incision allant de la base jusqu'au sommet. Les articulations du doigt et des phalanges entre elles sont intactes, et la suppuration paraît avoir respecté la gaîne des tendons. Cataplasmes.

15 novembre. Malgré l'existence d'un emphysème pulmonaire qui a acquis dans ces derniers temps une intensité considérable, malgré les conditions fâcheuses dans lesquelles un état permanent de semi-asphyxie a placé le malade, l'état du doigt s'est beaucoup amélioré. Les plaies ont très-bon aspect et sont en voie de cicatrisation. Exeat.

Obs. X. — Dactylite hémorrhagique ; pansement par occlusion.

Delhôtel (Auguste), 46 ans, sellier, entre à l'hôpital Lariboisière le 11 décembre 1855.

Cet homme a déjà été traité en novembre pour un panaris dont il avait été guéri assez promptement. Malheureusement, au lieu de garder le repos pendant quelques jours et de donner à son membre l'immobilité nécessaire, il a repris sou travail, et les accidents de sa dactylite ont reparu compliqués d'une circonstance extrêmement grave, l'hémorrhagie. Les pertes de sang qui accompagnèrent la dactylite se répétèrent en prenant chaque fois des proportions plus considérables. De plus, le malade éprouvait de temps à autre des accès de fièvre intense. Il dut revenir à l'hôpital où il fut admis.

Son doigt, qui est l'indicateur gauche, est dans un état tellement déplorable qu'on se demande si l'on ne doit pas amputer. Avant de prendre ce dernier parti, on juge prudent d'avoir recours à l'occlusion.

12 décembre. On dispose autour du doigt malade un pansement en cloche. La main est placée sur un coussin élevé.

Le 14. Le malade éprouve une grande rémission dans ses douleurs.

Le 16. Quelques élancements se font sentir, bientôt suivis d'une hémorrhagie abondante.

Le 18. Encore quelques douleurs ; on lève le pansement, et, après avoir constaté le bon état des parties, on rétablit la cuirasse.

Le 23. La chaleur incommode et les douleurs lancinantes dont se plaignait le malade ont disparu ; ses nuits sont calmes.

Le 25. On enlève la cuirasse ; le doigt a très-bon aspect.

Le 26. De nouvelles douleurs lancinantes se sont manifestées ; elles ont été suivies d'une nouvelle hémorrhagie après laquelle le malade s'est senti soulagé.

Le 28. Le malade a passé une très-mauvaise nuit ; sa main est le siége d'une chaleur insupportable ; elle est œdémateuse.

Le 29. La main est revenue à son état normal ; le malade ne se plaint plus.

2 janvier 1856. Le malade demande sa sortie.

Cet homme est venu trois fois à la consultation ; son doigt allait aussi bien que possible ; il est probable que la guérison aura été complète.

Obs. XI. — Panaris du pouce ; angioleucite de l'avant-bras et du bras par résolution. Recueillie par M. Cartaz interne du Service.

X..., âgée de 29 ans, domestique, entrée le 15 février 1875, salle Sainte-Rose, service de M. Trélat.

Cette femme s'est piquée le pouce droit en faisant des travaux de couture il y a quinze jours ; a continué son travail et sous l'influence de la fatigue et de la malpropreté survint un gonflement du pouce accompagné de douleurs lancinantes.

L'ouverture de l'abcès s'est faite spontanément, et quand elle entre dans le service, on trouve une plaie anfractueuse comblée par des bourgeons charnus et laissant sourdre à la pression par un trajet fistuleux à la partie supérieure, un pus séreux.

L'extrémité du pouce est renflée, présentant un volume double du normal. Le stylet ne conduit pas sur une portion nécrosée de la phalange.

25 février. La malade a éprouvé cette nuit de petits frissons. Au matin la langue est saburrale, la peau chaude ; la plaie du pouce est dans le même état. Un peu de tuméfaction ; mais pas de rougeur sur la main.

A la partie supérieure de l'avant-bras et inférieure du bras, traînées de lymphangite avec petits ganglions dans l'aisselle. — Cataplasmes. Bains locaux. La lymphangite disparaît au bout de sept jours sans que la main ait jamais offert aucune rougeur, aucun gonflement ni lymphangite superficielle.

Dans toutes ces observations, nous remarquons que c'est à la suite d'une plaie ou d'une piqûre, souvent avec un instrument malpropre que les phlegmasies se sont développées. Sans entrer dans de grands détails, je veux attirer l'attention sur certaines particularités.

La lésion des téguments est toujours le point de départ de l'inflammation, cette inflammation s'étend, soit de la face palmaire à la face dorsale, soit de cette dernière à la face palmaire. Dans les observations que je viens de citer, on peut remarquer : que, dans la majorité des cas, il y a eu propagation de l'inflammation soit à la face dorsale, soit à la face palmaire de la main. Bauchet explique par l'anatomie cette propagation ; mais bientôt il sera obligé d'invoquer des barrières qui n'existent pas. La raison pour laquelle la phlegmasie passe à la face dorsale est la suivante. « Le tissu cellulaire sous-cutané est dense, feutré à la face palmaire ; il est lâche, lamelleux à la face dorsale. Aussi, tandis que la phlegmasie, retenue à la face palmaire par les brides cutanées qui forment les plis des phalanges, se concentre dans un espace très-restreint, elle s'étend à la face dorsale, envahit de suite toute la longueur des doigts et gagne même très-promptement le dos de la main en revêtant les caractères d'une inflammation diffuse.»

L'inflammation se propage par les vaisseaux lymphatiques qui de la face palmaire (voir les figures) se rendent dans les espaces interdigitaux et sur le dos de la main.

De plus, les abcès que Bauchet et M. Chassaignac signalent, se rencontrant toujours sur les faces latérales des doigts, ont pour siége les troncs lymphatiques collatéraux des doigts.

INFLAMMATION DE LA PAUME ET DE LA FACE DORSALE
DE LA MAIN.

Les développements qui précèdent nous rendront notre dernière tâche plus facile, je l'espère, surtout si nous sommes parvenu à ébranler même légèrement les anciennes convictions. Cependant je ne dois pas me dissimuler que je vais me trouver face à face avec une opinion universellement admise et défendue par des sommités de la science, lorsque j'attaquerai les inflammations profondes de la paume de la main.

Mais je me couvrirai des idées de mon cher maître M. Dolbeau et je combattrai à l'abri de son nom. Velpeau, Bauchet, M. Chassaignac, M. Gosselin et ceux qui ont traité des phlegmons de la main après ces auteurs, ont fondé la marche et la symptomatologie de ces inflammations sur la disposition anatomique des parties qu'elles envahissent et que j'ai citées au début de cette thèse. Mais je ferai aussitôt remarquer que ces dispositions anatomiques répondent de la façon la plus scrupuleusement exacte à la disposition des lymphatiques des doigts des faces palmaire et dorsale de la main.

Que le lecteur jette un coup d'œil attentif sur ces figures, et je suis convaincu qu'il sera frappé de la justesse de l'opinion que je soutiens. En tout cas s'il ne le voit pas, je vais chercher à le lui démontrer.

On a divisé les inflammations de la main en trois variétés principales :

1° Inflammation superficielle ;
2° Inflammation sous-cutanée ;
3° Inflammation profonde.

Bauchet subdivise cette première variété en trois sous-variétés : *érythémateuse* ; *phlycténoïde et anthracoïde.*

Ces subdivisions sont exactes, mais ne serait-il pas plus simple, au point de vue clinique, de dire : angioleucite réticulaire localisée ou généralisée ? Est-elle localisée, elle renferme l'inflammation anthracoïde ou phlycténoïde, car la phlyctène n'est qu'un épiphénomène, une forme de la lymphangite. Ces affections, si l'on admet ma définition, mettent immédiatement l'esprit du praticien en éveil. Il sait que c'est une lymphangite réticulaire sous-épidermique, que par conséquent il doit craindre une inflammation des autres réseaux, alors il surveille avec connaissance de cause.

L'inflammation est-elle *superficielle érythémateuse ?* Pourquoi ne pas dire : angioleucite réticulaire, envahissante ou progressive ! C'est une maladie nette, précise, connue, dont on entrevoit immédiatement la marche, les symptômes, et je dirai les complications. Bauchet, dans la phrase suivante, ne décrit-il pas cette maladie ? « Elle se montre, se·développe et marche très-vite ; rien ne l'arrête, et elle passe rapidement à l'avant-bras, aux ganglions axillaires, épitrochléens. Ici elle a tous les caractères de l'érysipèle, là elle revêt plutôt la forme de l'angioleucite ; tantôt elle s'arrête et disparaît promptement ; tantôt elle dure plus longtemps, gagne en profondeur et devient l'origine d'un phlegmon sous-cutané. »

Symptômes. — Les symptômes sont locaux ou généraux ; comme dans toute angioleucite.

Le premier est la rougeur, qui le plus souvent prend son point de départ à l'endroit lésé.

Par exemple, à la suite d'un panaris on voit le doigt se gonfler, devenir rouge ainsi que le dos de la main, mais cette rougeur et ce gonflement suivent toujours les vaisseaux lymphatiques.

Cette rougeur se montre sous forme de traînées ou de plaques s'étendant en surface. Ces plaques et ces traînées ne sont que de l'angioleucite. Je passerai rapidement sur le gonflement, la rougeur, la chaleur qui se rapportent autant à l'angioleucite qu'à toute autre inflammation.

Les symptômes généraux, dit Bauchet, sont plus ou moins graves, suivant que l'inflammation est restée bornée à la main, ou a gagné l'avant-bras et les ganglions lymphatiques ; quelquefois on a remarqué à peine un petit frisson, un léger embarras des voies digestives, d'autres fois il y a fièvre intense, délire et surtout quand il y a complication d'angioleucite et d'érysipèle.

C'est-à-dire que pour nous on trouve les symptômes cliniques de l'angioleucite légère ou grave.

Si cette inflammation est l'origine des phlyctènes, ce sera toujours la même marche, les mêmes symptômes, la même pathogénie. Plus loin nous parlerons du durillon forcé. Cependant, ici encore, pour nous, il n'y a qu'une angioleucite réticulaire. Exemple.

Obs. XII. — Phlyctène sur le dos de la main; plaque érysipélateuse ; ouverture de la phlyctène. Cataplasmes; guérison rapide. (Mémoire de Bauchet).

Jeune fille de 18 ans, couchée salle Sainte-Catherine, n. 6, entrée le 23 août 1852 à l'hôpital de la Charité, sortie le 29.

Cette jeune fille, forte, d'une bonne santé habituelle, ne sait trop à quelle cause attribuer son mal. Elle dit en effet ne s'être ni coupée ni piquée ; toutefois, au dos de la main, l'inflammation est assez marquée et c'est par là qu'elle a débuté. Il existe en ce point une phlyctène qui est le siége de démangeaisons assez vives. Cette vésicule paraît à la malade être le résultat d'une piqûre d'insecte. Toujours est-il que l'inflammation ne s'est étendue aux doigts et au poignet que consécutivement à l'apparition de la phlyctène. Elle a gagné une partie de l'avant-bras, mais elle est peu vive; gonflement, douleur et rougeur peu intenses; les doigts laissent une impression passagère sur la peau ; la tension est peu considérable ; pas de trace d'empâtement profond ; l'inflammation paraît superficielle. La phlyctène est percée; il en sort un peu de pus mêlé de sang. Des cataplasmes amènent la résolution rapide de ce gonflement; il n'y a déjà plus de rougeur après deux jours de repos et de traitement. Il n'y a pas eu la moindre réaction fébrile. La jeune malade sort guérie le 29 août.

Quels sont les principaux points qui nous frappent dans cette observation? Une piqûre d'insecte qui donne naissance à une phlyctène, à un gonflement des doigts, du poignet et d'une partie de l'avant-bras avec douleur et rougeur peu intenses. Tous ces symptômes disparaissent en deux jours par le repos et les émollients. N'est-ce pas là la marche et la forme d'une angioleucite réticulaire bénigne. Peut-on expliquer par quelque autre lésion ce cortége de symptômes? Ne suit-on pas dans ce cas la marche de cette angioleucite particulière ou descendante, ainsi que de l'angioleucite ascendante en nappe?

Il suffit de lire l'observation et l'examiner en détail pour que cette opinion soit celle qui satisfasse le plus l'esprit.

Examinons maintenant l'*inflammation anthracoïde*. Je prends l'exemple cité par Bauchet ; le voici :

Obs. XIII.

« Un malade que j'ai rencontré dans le service de M. Velpeau était atteint d'une inflammation de la paume de la main. On voyait cinq ou six jours après le début de la maladie une rougeur violacée occupant la région thénarienne et la face antérieure du poignet, plus prononcée en trois points : l'un au niveau de la partie la plus saillante de l'éminence thénar; un au-dessus du pli qui limite en haut la face palmaire de la main; le troisième, plus petit, intermédiaire. Au niveau de ces points, une tuméfaction criblée de petits trous. Le gonflement était surtout marqué au niveau de ces trois élevures. La rougeur, partant de ces mêmes points, allait en diminuant à mesure qu'elle s'éloignait du point de départ. Quelques jours plus tard, ces petits trous s'étaient réunis et il restait une ulcération dans le fond de laquelle on apercevait un bourbillon. »

Et Bauchet ajoute : « Cette inflammation détermine une rougeur diffuse qui s'étend plus ou moins loin; parfois elle envahit les ganglions voisins ; mais la partie présentement malade forme un bourrelet, un relief bien limité, douloureux au toucher, et la pression n'est pénible que dans un espace fort restreint. »

Que pouvons-nous conclure de cette observation et des réflexions qui la suivent?

Bauchet écrit « que cette inflammation détermine une rougeur diffuse qui s'étend plus ou moins loin ; parfois elle envahit les ganglions voisins. » N'est-ce pas là de l'angioleucite pure ; que peut-on mettre aux lieu et place de cette dernière?

Mais je reviens à l'observation elle-même. Après la discussion que j'ai faite sur le panaris anthracoïde, je laisse de côté « cette *inflammation anthracoïde de la paume de la main* » pour attirer l'attention sur les points suivants : « On voyait, cinq à six jours après le début de la maladie, une rougeur violacée occupant la région thénarienne et la face antérieure du poignet. » Qu'est donc devenue ici cette barrière fibreuse qui doit empêcher l'inflammation de passer d'un département à l'autre? Je pose cette objection, je prends note du fait, j'y reviendrai en détail. Pour l'observation en elle-même, je trouve après les idées que j'ai développées précédemment (voir panaris anthracoïde) que je puis maintenir mes opinions.

L'observation suivante, prise dans Bauchet, sera-t-elle pour ou contre nous ? Citons et analysons.

En tout cas, je ferai observer que je discute avec la plus sincère bonne foi, puisque je ne prends que les observations d'auteurs qui ont choisi les leurs pour prouver leurs opinions.

Obs. IV. — Abcès anthracoïde de la paume de la main, ouverture spontanée, orifices multiples. Cataplasmes; guérison rapide.

X..., maçon, 50 ans, salle Sainte-Vierge, n. 20, entré le 11 octobre, sorti le 6 novembre. Hôpital de la Charité, service de M. Velpeau.

12 octobre. Comme antécédents, cet homme ne présente rien d'important à noter. Son état général est satisfaisant. Il entre à l'hôpital pour une affection de la paume de la main. Il fait remonter l'origine de son mal à une quinzaine de jours et comme cause déterminante, il assigne les pressions nombreuses ainsi que les contusions auxquelles son métier de maçon expose sans cesse ses mains.

Au moment où le malade défait son pansement, le premier fait qui frappe c'est un vaste décollement de tout l'épiderme de la face palmaire de la main gauche, sous forme d'une large plaque, percée à son centre et laissant échapper par cet orifice une quantité notable de pus. Cet épiderme est immédiatement arraché et au-dessous on trouve une surface rosée, peu douloureuse et percée vers la partie centrale de la main de trois ou quatre petits pertuis à l'orifice desquels apparaît un petit bourbillon de pus blanc jaunâtre, mélangé de petits filaments blanchâtres et contrastant avec la coloration rosée des parties ambiantes. En pressant sur la paume de la main, on fait saillir par ces petits orifices une quantité notable de ce même liquide.

Il n'y a aucun gonflement bien notable de la paume de la main. Les doigts sont seuls étendus et la flexion en est difficile. Rien du côté du bras ; mais le malade se hâte de nous apprendre que c'est là la deuxième phase de son mal, et qu'il a éprouvé des symptômes plus graves : fièvre, gonflement de la main, douleurs vives, etc., avant son entrée à l'hôpital.

25 octobre. Le même état persiste pendant une dizaine de jours.

Le 30. Le liquide qui sort des pertuis est devenu aqueux, lactescent, analogue à du mucus que la pression fait sortir. Ce liquide a une tendance à devenir de plus en plus limpide. On recommande au malade d'imprimer des mouvements aux doigts.

6 novembre. Les orifices sont recouverts d'une pellicule épidermique. La raideur des doigts persiste seule, mais elle est due à l'immobilité prolongée à laquelle ils ont été soumis et disparaîtra en quelques jours.

En résumé, nous trouvons un vaste décollement de toute la paume de la main et plusieurs pertuis à la partie centrale de la main ; de plus, les doigts *sont étendus*, mais l'observateur ne parle pas de leur gonflement, qui a dû exister puisqu'il y a eu gonflement de la main. Comment peut-on expliquer cette tuméfaction générale de la main à la suite d'une inflammation superficielle d'une façon plus clinique que par une angioleucite réticulaire sous-épidermique et intra-dermique ? Peut-on invoquer dans ce cas l'inflammation des bulbes pileux ? Que nous reste-t-il ? les glandes sudoripares et les lacis lymphatiques qui les enveloppent. Avec l'inflammation localisée de ces organes, surtout de ces glandes, ne peut-on pas admettre rationnellement ces petits abcès circonscrits ou en bouton de chemise ? Et cette hypothèse ne satisfait-elle pas plus l'esprit que toutes les autres ? Je signale la raideur articulaire à la suite d'une ampoule, car je montrerai plus loin que j'admets comme ordinaire l'opinion que Bauchet donne en passant.

TRAITEMENT. — Le traitement indiqué par Bauchet et les auteurs vient confirmer mes idées.

«Si l'on observe de la rougeur diffuse, quelques accidents qui montrent la tendance de l'inflammation anthracoïde à se propager au loin, une application de sangsues soit sur les ganglions (épitrochléens ou axillaires), soit au poignet; la position élevée de la main ; les onctions mercurielles, les cataplasmes émollients, les bains locaux et généraux, les laxatifs, etc. »

Peut-on donner un traitement plus complet de l'angioleucite ?

La discussion fondamentale est de savoir si cette angioleucite indiscutable est primitive ou secondaire. Mais en tout cas on ne peut me refuser ce fait anatomique, à savoir : que la lésion primitive siége soit au niveau des réseaux lymphatiques sous-épidermiques, sous-dermiques et périvasculaires et des troncules intra-dermiques. Comme personne ne nie la facilité de la phlegmasie de ces vaisseaux, il est plus naturel que ce soient eux qui se prennent les premiers.

Lorsqu'il y a phlyctène, le chirurgien doit inciser l'épiderme et l'enlever complètement, pour ne point laisser le pus en contact avec les réseaux capillaires. S'il y a anthrax, il faut inciser pour faire sortir le pus ou le bourbillon, afin de ne pas laisser un foyer d'auto-infection qui, de lymphangite localisée, peut devenir généralisée.

INFLAMMATIONS SOUS-CUTANÉES.

Les inflammations sous-cutanées de la main peuvent se diviser en : 1° inflammation dorsale ; 2° inflammation palmaire; et nous ferons une troisième division : inflammation thénarienne. Cette dernière servira de passage aux inflammations profondes et à leur discussion.

Est-il clinique de faire un chapitre distinct des inflammations dorsales et palmaires ? Dans certains cas cette division est possible, dans le plus grand nombre elle ne l'est pas.

Les inflammations purement dorsales sont consécutives à une lésion des doigts.

Il faut ajouter de suite qu'elles compliquent presque invariablement les phlegmasies sous-cutanées de la paume de la main.

Il nous paraît inutile de faire un chapitre à part de ces deux formes, nous les présenterons en même temps dans le courant de la description.

ÉTIOLOGIE. — Les blessures, écorchures, éraillures, les piqûres anatomiques, les plaies par instruments chargés de principes virulents qui atteignent les doigts, peuvent être l'origine d'angioleucites de la paume de la main et surtout de la face dorsale.

Ce ne sont pas le plus souvent à ces causes que les angioleucites sous-dermiques doivent leur naissance. Il est une affection, le *durillon forcé* ou froissé, qui se complique plus fréquemment de la maladie dont nous nous occupons.

Le durillon forcé s'observe surtout chez les ouvriers qui se livrent à des travaux manuels pénibles, qui se servent d'outils pesants, à manche dur. Voici rapidement quels sont les ouvriers qui sont exposés à cette lésion : jardiniers, ébénistes, blanchisseuses, maçons, terrassiers, forgerons, casseurs de pierres, etc. En un mot, tous ceux dont les mains sont exposées à des frottements répétés ou continuels sur un corps dur.

Ces frottements de manches de pelle, de pioche, de marteau, de battoir, déterminent un épaississement des couches épidermiques des doigts et surtout de la paume de la main en certains points ; ces régions correspondent à la peau comprise entre la branche inférieure de l'M et les doigts, région qu'on peut appeler digito-palmaire avec M. Chassaignac ; d'autre part le pouce, les régions thénar et hypothénar et la face palmaire des doigts située entre les articulations.

L'épiderme de ces régions s'épaissit, forme une espèce de cuirasse très-épaisse. Mais, lorsque le traumatisme est trop souvent répété, il y a soulèvement de cette couche nouvelle d'épiderme, épanchement de sérosité, puis de pus dans cette cavité de nouvelle formation ; le durillon ampullaire est formé, il y a durillon forcé. Ce dernier est donc dû à une inflammation des tissus sous-épidermiques. Pour Bauchet, il y a une congestion du derme et du tissu cellulaire sous-jacent, et cette *congestion du tissu cellulaire et du derme*, cette bouffée inflammatoire disparaît dans l'espace de vingt-quatre à trente-six heures par le repos , les cataplasmes et des frictions mercurielles. Cette congestion du derme et du tissu cellulaire a-t-elle été vue ? Ce sont les capillaires qui se congestionnent et s'enflamment.

Faut-il admettre dans ce cas la formation de l'ampoule par diapédèse ou par simple irritation du réseau sous-épidermique des lymphatiques ? Comme nous avons montré que c'est à la main que se trouve le plus riche réseau lymphatique, ne pourrait-on penser à une lésion de ces vaisseaux avant tout autre tissu, surtout quand on voit que, comme le professent les auteurs, le repos et les émollients font disparaître les accidents en vingt-quatre heures, et que d'autre part l'inflammation gagne rapidement le tissu cellulaire sous-cutané. Ajoutons, pour corroborer notre opinion, la remarque suivante de M. Chassaignac : « Un fait important que nous ne devons pas négliger de mentionner ici, c'est la fréquence de l'angioleucite et de l'engorgement des ganglions axillaires dans le durillon froissé. Mais dans quelle forme de la maladie cette fréquence est-elle plus grande ? c'est ce que nous n'avons pu encore déterminer jusqu'ici. »

Comme je l'ai déjà exprimé, l'angioleucite sous-cutanée peut succéder à une angioleucite superficielle, soit à une piqûre, à une écorchure de la paume de la main ou des doigts. Bauchet reconnaît que rarement elle débute d'une manière spontanée, sans qu'on puisse découvrir la lésion, mais pour lui l'inflammation du dos de la main ne se développe que par contiguïté de tissus. Nous démontrerons que c'est par les lymphatiques,

Symptômes. — Les symptômes de cette affection peuvent se diviser en trois périodes, comme pour toutes les inflammations : le premier est une douleur plus ou moins vive, lancinante, et quelquefois occupant un point fixe, elle s'exagère par la pression. Les auteurs signalent que cette douleur s'irradie dans l'avant-bras et même le bras. En même temps apparaît de la rougeur, qui est localisée d'abord, et qui s'étend ensuite dans différentes directions. Bauchet, après Velpeau, a tracé les départements respectifs de cette rougeur, mais nous prouverons qu'ils sont loin d'expliquer la marche de l'inflammation dans certaines observations. La tuméfaction apparaît aussitôt que les symptômes indiqués. Elle est limitée souvent, mais on trouve dans les parties voisines un certain degré d'œdème qui est quelquefois considérable.

Les symptômes généraux varient suivant les individus et ne présentent point de règles fixes ; chez les uns on ne constate presque aucune réaction ; chez d'autres, elle est vive : frissons, fièvre, inappétence, élévation de la température, etc.

Si les phénomènes inflammatoires ne sont pas arrêtés, on passe à la *deuxième période ou d'envahissement*. La douleur, la rougeur et le gonflement gagnent les régions voisines de la lésion primitive, la face dorsale de la main se tuméfie d'une façon presque uniforme ; les espaces interdigitaux se laissent envahir par le gonflement, les doigts s'écartent, les mouvements sont difficiles, enfin, « comme le dit Bauchet, le gonflement et la rougeur montent jusqu'au poignet et descendent souvent jusqu'au niveau des articulations phalango-phalangiennes. »

A cette deuxième période succède la *troisième,* ou de suppuration. Les symptômes généraux s'aggravent, les signes locaux : douleur, rougeur, gonflement, s'accentuent; le pus se forme après cinq à six jours du début de la maladie.

Les collections purulentes des phlegmasies sous-cutanées peuvent être : *circonscrites* ou *en nappe.*

Le foyer circonscrit peut s'ouvrir au niveau de la lésion primitive. Le pus formé ulcère le derme et apparaît sous l'épiderme qu'il soulève. On est en présence d'une ampoule ou phlyctène purulente; celle-ci percée, on voit un orifice par où sort le pus, c'est ce qu'on a appelé l'abcès en bouton de chemise. Le pus ne sort que difficilement, il faut élargir l'abcès par le bistouri si l'on veut amener une guérison rapide.

D'autres fois on se trouve en présence de plusieurs collections purulentes qui apparaissent sur le trajet des troncs lymphatiques dans les espaces interdigitaux.

Avant d'entrer dans la discussion des observations, je dois signaler un fait sur lequel M. Dolbeau a souvent attiré notre attention dans son service ; je veux parler de l'*œdème.*

Cet œdème est considérable; il envahit les doigts, la paume de la main, les éminences thénar et hypothénar, la face dorsale de la main. Il est quelquefois tellement intense que le chirurgien ne peut que très-difficilement apprécier la fluctuation; dans certains cas il ne le peut pas. Alors il faut se rappeler ce précepte de Denonvilliers, cité par M. Dolbeau, dans son cours : « La fluctuation existe quand il n'y a plus de fluctuation. » Cet œdème est dû à la macération de l'épiderme qui est devenu blanchâtre, rugueux, plissé, mamelonné par les cataplasmes. Cet œdème masque la tuméfaction inflammatoire et rend l'exploration du point fluctuant fort délicate.

Discussion de la propagation des phlegmasies.

Après le court exposé des principaux symptômes, nous allons étudier la marche de ces phlegmasies de la main en suivant pas à pas Bauchet dans le développement de ses idées.

Voici le texte : « L'inflammation sous-cutanée, en se propageant aux parties voisines, envahit nécessairement les tissus qui sont les plus perméables et qui offrent le moins de résistance.

« Les brides cutanées, que j'ai décrites avec soin (et que j'ai citées) jouent ici un grand rôle, de même que les brides cutanées pour le panaris. Ces brides arrêtent l'inflammation et l'arrêtent même assez longtemps. »

Voici une observation qui prouve que ces brides ne sont pas infranchissables. (Chassaignac, *Traité de la suppuration*.)

Obs. XV. — Dactylite sous-périostite de la phalange unguéale.

Cotin (Michel), 28 ans, cordonnier, est entré le 28 mars à l'hôpital Lariboisière.

Il y a trois semaines à peu près le malade s'est piqué avec une aiguille sous l'ongle de l'index gauche. Cet homme se contenta, aussitôt après l'accident, de presser sur son doigt pour le faire saigner, puis continua son travail ; mais bientôt des douleurs se manifestèrent dans l'index ; puis le long de la face interne du membre supérieur jusqu'au creux axillaire. Deux grosseurs qui survinrent, l'une au voisinage du coude, l'autre dans l'aisselle, témoignèrent de l'existence préalable d'une lymphangite. Quoi qu'il en soit, le doigt se tuméfia et la main elle-même devint le siége d'un phlegmon qui s'étendit jusqu'au milieu de l'avant-bras.

Dans ce cas toutes les brides cutanées des doigts et de la paume de la main n'ont pu arrêter cette inflammation. Comment l'expliquer, d'après les départements de Bauchet ; et la propagation de proche en proche de l'inflammation dans le tissu cellulaire est-elle admissible, puisque les brides doivent l'arrêter ?

Par l'inflammation des vaisseaux lymphatiques, rien n'est plus simple. Le lecteur n'a qu'à jeter les yeux sur les figures, et il reconnaîtra que l'angioleucite, après avoir envahi les troncs, a gagné celui qui va se jeter dans les vaisseaux lymphatiques de l'arcade palmaire pour gagner l'avant-bras.

Chevalet.   6

Tout se suit, tout s'enchaîne, depuis le bout du doigt jusqu'au coude. Je ferai remarquer que l'observation paraît avoir été faite d'après les figures.

Je continue la citation : « Il est très-rare que la phlegmasie franchisse cette barrière que la nature lui oppose, et la maladie se termine presque toujours sans que les parties protégées par ces adhérences de la peau à l'aponévrose aient subi son atteinte. »

L'observation suivante que je dois à l'obligeance de mon collègue et ami M. Cartaz, ne justifie pas ces règles si absolues, loin de là :

Obs. XVI. — Hôtel-Dieu, service de M. Cusco, suppléant M. Terrier.

Diagnostic : abcès profond de l'annulaire ; lymphangite ; menace de phlegmon du bras.

Auchrtren (Victor), âgé de 33 ans, entré le 2 août 1873, salle Saint-Jean, lit n. 23.

Il y a quinze jours, en maniant des plaques de vieille tôle, ce malade se piqua au doigt annulaire de la main droite. Cette piqûre insignifiante en apparence fut oubliée et cet homme continua son travail. Ce n'est qu'au bout de quelques jours qu'il fut pris de douleurs dans le doigt et dans la main, de gonflement avec rougeur qui gagna peu à peu la main et le bras.

Actuellement abcès profond de la première phalange de l'annulaire. Le doigt est tuméfié, d'un rouge luisant, la moindre pression est très-douloureuse. A la face palmaire existe une ouverture d'un centimètre et demi pratiquée à la consultation. Gonflement œdémateux, dur, tendu, du dos de la main et de la face palmaire. Traînées d'angioleucite à l'avant-bras. Rougeur diffuse au pourtour de la moitié supérieure de l'avant-bras jusque dans l'aisselle où l'on trouve deux ganglions très-douloureux. Langue blanche, perte d'appétit, fièvre modérée.

Le soir, 12 sangsues au bras. Bains locaux prolongés. Les mouvements du poignet ne sont point douloureux ; les gaînes synoviales du petit doigt ne sont pas intéressées.

Les brides cutanées ont-elles arrêté l'inflammation ? Peut-on expliquer sa marche ascendante d'une façon plus anatomique que par les lymphatiques ? Que la phlegmasie envahisse les faces dorsale ou palmaire, on n'a qu'à regarder les figures, et l'examen des planches fera naître la conviction que toujours les lymphatiques sont la route naturelle de l'inflammation.

Je poursuis : « La paume de la main est donc, qu'on me passe cette expression, partagée en départements pour l'inflammation.

« Celle-ci reste confinée dans ses limites et n'envahit pas les départements voisins. — A-t-elle pour point de départ la région thénarienne? la grande branche de l'M garantit le reste de la paume de la main. »

Cependant quel est le clinicien qui n'a pas nombre de fois observé des cas où la rougeur et le gonflement envahissaient la paume de la main? Voici un exemple :

Obs. XVII. — Dactylite sous-unguéale et nécrosique par cause traumatique.

Comchois (Théodore), meunier, 20 ans, est entré le 26 mai 1855 à l'hôpital Lariboisière. (Chassaignac, Traité de la suppuration.)
Depuis treize jours environ le malade éprouve de vives douleurs dans le pouce droit. Il en attribue la cause à une petite paillette d'acier qui aurait pénétré sous l'ongle. Dès le second jour après l'accident le doigt s'est enflammé, puis la tuméfaction a gagné la main tout entière. Comchois a appliqué sur les parties malades des cataplasmes qui ont apaisé les douleurs et diminué le gonflement.

Un simple panaris a donné lieu à une inflammation de toute la main. Les brides sous-cutanées ne l'ont pas arrêtée.

Mais je reconnais que le plus souvent la phlegmasie s'arrête dans les limites indiquées par Bauchet ; cependant on ne peut invoquer ces brides comme des barrières, car à la dissection on constate que ces tractus fibreux ne forment pas un faisceau continu, mais qu'ils sont séparés par du tissu cellulaire. Nous en reparlerons plus tard.

Bauchet, et avec lui M. Polaillon, qui a rédigé l'article *Main*, du *Dictionnaire encyclopédique*, écrivent ceci : « L'inflammation a-t-elle son origine au niveau des articulations métacarpophalangiennes des trois derniers doigts : la branche digitale de l'M oppose une digue à son extension et ainsi de suite pour les autres divisions que j'ai établies dans la paume de la main. »

Nous allons citer une série d'observations prises dans le Traité de suppuration de M. Chassaignac, qui montreront que l'invasion de ces départements a bien facilement lieu et que la digue où les remparts sont de bien faible résistance.

Obs. XVIII. — Dactylite phlegmoneuse de l'annulaire gauche ; large incision ; guérison.

Orset (Joseph), 31 ans, est entré le 7 août 1855 à l'hôpital Lariboisière.

Il y a quatre jours, le malade s'est piqué à l'articulation de la première phalange de l'annulaire gauche avec un fil de fer rouillé. Dès le lendemain, le doigt et la main sont devenus très-douloureux, très-tuméfiés, ainsi qu'une partie de l'avant-bras; puis il se forma au niveau de la plaie de la piqûre un abcès phlegmoneux dans le tissu cellulaire du doigt. — Incision.

Dès le lendemain, le malade se trouve en voie de guérison ; les douleurs de la main et du bras sont dissipées ; la main et le doigt sont en parties désenflées.

Obs. XIX. — Durillon froissé phlegmoneux simple ; extension de la phlegmasie de la face palmaire à la face dorsale de la main ; incision vers l'extrémité antérieure du quatrième métacarpien.

Bernard (François), chaudronnier, 19 ans, entre à l'hôpital Saint-Antoine, le 11 février 1853.

Il y a huit jours, ce jeune homme ressentit, dans la main droite, une chaleur inaccoutumée, accompagnée d'une légère douleur. Il continua son travail ; mais hier, la violence des douleurs l'empêcha de finir sa journée.

Aujourd'hui il se présente à la consultation avec deux durillons froissés, qui siégent dans la paume de la main droite, au niveau des articulations métacarpo-phalangiennes du médius et de l'annulaire. La face dorsale comme la face palmaire de la main sont le siége d'une tuméfaction considérable et extrêmement douloureuse.

Obs. XX. — Durillon froissé phlegmoneux ; extension de la phlegmasie de la face palmaire à la face dorsale de la main ; incision ; amélioration rapide ; guérison en sept jours.

Tavé (Louise), blanchisseuse, entrée le 5 janvier 1854 à l'hôpital Saint-Antoine. Depuis longtemps cette femme portait des durillons à la face palmaire de la main gauche. Il y a quinze jours elle a remarqué

que sa main augmentait de volume. En même temps de la rougeur, de
la chaleur, se sont manifestées. Il y a, de plus, une douleur assez vive
pour engager la malade à entrer à l'hôpital.

Le jour d'entrée, on constate que la tuméfaction de la face palmaire
est considérable et s'est même étendue à la face dorsale de la main.

Deux incisions sont pratiquées : l'une à la face palmaire, l'autre à
la face dorsale de la main. Ces incisions ont donné lieu à l'issue d'une
assez grande quantité de pus.

Obs. XXI. — Durillon froissé sphacélique à forme ampullo-phlegmo-
neuse ; débridement ; cataplasmes; guérison. (Extraite du Traité de la
suppuration de M. Chassaignac.)

Lenihardt (Marie), 16 ans, cuisinière, est entrée le 11 février 1853 à
l'hôpital Saint-Antoine.

Cette jeune fille se présente à l'hôpital avec un vaste durillon froissé
de la main droite. Le mal siége à la face palmaire et au côté externe.

Voici les seuls renseignements que nous avons pu obtenir de cette
malade, qui ne parle pas le français. Il y a neuf jours, elle a commencé
à ressentir des douleurs dans la main. Dimanche matin, elle a nettoyé,
les casseroles et lavé un parquet, mais le soir les douleurs ayant augmenté, elle a dû renoncer à tout travail. Aujourd'hui la face palmaire est
empâtée et rouge jusqu'à l'articulation métarcarpo-phalangienne des
quatre derniers doigts. Le premier et le deuxième doigt présentent le
même aspect jusque sur la face dorsale. L'épiderme ayant été enlevé
avec les ciseaux, on aperçoit une surface brunâtre, perforée de plusieurs
petits orifices qui laissent suinter du pus, et à travers lesquels on peut
rétirer du tissu cellulaire sphacelé. L'extraction de ce tissu cellulaire
ayant agrandi l'ouverture du foyer purulent, il s'est écoulé une certaine quantité de pus assez épais. On débride encore l'ouverture. — Cataplasmes. — Il y a de l'empâtement dans le poignet et des ganglions
engorgés dans l'aisselle.

21 janvier. Le pus s'écoule bien. Les doigts se dégonflent. Etat général bon.

Le 23. Main complètement dégorgée. Le premier et le dernier doigt
sont encore rouges et un peu tuméfiés ; les ongles de ces deux doigts
sont tombés.

Le 27. L'état de la main s'est beaucoup amélioré ; l'index est un peu
engorgé, mais les parties reprennent leur volume normal.

6 mars. Exeat.

Obs. XXII. — Durillon froissé sphacélique ampullaire et phlegmoneux.

Hédouin (Jean), scieur de pierres, 50 ans, entré à l'hôpital Saint-
Antoine, le 22 mai 1852.

Le 23. Depuis huit jours, la peau sous-jacente à un durillon épidermique de l'éminence hypothénar est douloureuse. Il y a aujourd'hui un
gonflement assez intense de la paume de la main avec des traînées rougeâtres sur le bras.

L'épiderme ayant été enlevé, on constate en ce point un petit amas purulent, au-dessous duquel le derme présente une ulcération large comme une pièce de dix sous.

Le 25. Toute la main présente de l'empâtement, le pus s'écoule difficilement.

Que doit-on conclure de toutes ces observations ? 1° Que les phlegmasies gagnent toute la paume de la main ; 2° que les plis cutanés sont loin d'être la *digue* indiquée par Bauchet ; 3° que les réseaux lymphatiques rendent un compte bien plus exact de la marche de l'inflammation et expliquent pourquoi ces barrières sont franchies. En effet, nous remarquons que la plupart du temps il y a une angioleucite concomitante (obs. XVIII, XXI, XXII. Et M. Chassaignac écrit : « Le durillon froissé peut donner lieu à de l'angioleucite du membre supérieur. Nous avons observé cet accident chez un garçon marchand de vin, qui avait un durillon froissé de la face palmaire de la main, pour avoir poussé pendant quelques jours une brouette pesamment chargée ; dans ce cas, la face interne du membre supérieur était sillonnée par des cordons noueux, rougeâtres; les mouvements du bras et de l'avant-bras étaient douloureux; il y avait de plus engorgement des ganglions axillaires. »

Ce même auteur cite une observation (obs. 645) où il est dit : « qu'un homme se présente avec un durillon froissé de l'éminence hypothénar. L'inspection de la main fait reconnaître sur la surface palmaire une vaste ampoule formée par le soulèvement de l'épiderme considérablement épaissi. La face dorsale de la main et des doigts est tuméfiée. *Il existe une rougeur de ces parties qui paraît liée à une angioleucite réticulaire.* »

Enfin ces dernières observations montrent encore la présence de l'angioleucite :

Obs. XXIII. — Durillon phlegmoneux de la main droite ; incision ; cataplasmes, guérison. (Traité de la suppuration de Chassaignac.)

Duval (Charles), 56 ans, serrurier, entre le 10 février 1855 à l'hôpital Lariboisière.

Il y a huit jours, le malade a éprouvé dans la main droite des douleurs très-vives qui l'ont obligé, le 3 février, à renoncer à son travail. La main, puis l'avant-bras se tuméfièrent, et les douleurs, de jour en jour plus vives, s'étendirent jusque dans l'aisselle.

On constate à la face palmaire de la main droite l'existence d'une masse charnue, présentant la dureté de la corne, et située à la racine des doigts index et médius.

'La main et l'avant-bras, très-tuméfiés, sont, en outre, atteints d'un œdème qui donne lieu de croire à l'imminence d'un phlegmon par diffusion.

Une angioleucite très-prononcée et très-douloureuse s'étend jusque dans l'aisselle ; le malade éprouve une grande difficulté à remuer le bras.

O bs. XXIV. — Panaris sous-cutané de l'annulaire, phlegmon sous-cutané de la face palmaire et de la face dorsale de la main; incisions, cataplasmes ; pansement simple ; menace de récidive ; cataplasmes ; guérison. (Mémoire de Bauchet.)

Malade, âgé de 58 ans, ferblantier, entre salle Sainte-Vierge, nº 1, le 3 mai, sorti le 3 juin 1853.

3 mai. Il y a environ huit jours, cet homme a eu le doigt annulaire de la main droite écorché à la face palmaire par un crochet de fer. Il s'est peu soigné et a continué à travailler. Le doigt a bientôt enflé et la main n'a pas tardé à se tuméfier elle-même.

Aujourd'hui, on remarque au niveau de la première phalange de l'annulaire une plaie de 2 à 3 centimètres ; l'épiderme est décollé tout autour ; le doigt, la partie inférieure de la face palmaire, la face dorsale et les doigts voisins sont le siége d'une tuméfaction avec rougeur, chaleur, tension de la peau ; le poignet est lui-même gonflé, et la rougeur s'avance jusqu'à moitié de l'avant-bras. Le doigt et la main sont le siége de douleurs lancinantes très-vives. Il y a de la réaction générale, de la soif, de l'insomnie.

15 sangsues sont appliquées sur le dos de la main, qui est, ainsi que l'avant-bras, enveloppée dans un large cataplasme.

Le 5. Collection de pus entre le cinquième et le quatrième métacarpien.

Le 6. Incision. Écoulement de pus bien lié. Cataplasmes.

Dès lors la tuméfaction des doigts et de la main, qui était énorme, devient stationnaire d'abord, et bientôt rétrograde ; la rougeur de l'avant-bras, qui s'était compliquée d'un gonflement manifeste, disparaît ; les plaies se détendent, et la convalescence s'établit.

Le 22. On croit pouvoir supprimer les cataplasmes, mais le malade se plaint que les douleurs lancinantes ont reparu pendant la nuit, et il semble, en effet, que les doigts sont plus gros et plus rouges qu'hier. On reprend les cataplasmes, et la menace d'une nouvelle crise inflammatoire ne se réalise pas.

Je me résume donc ainsi qu'il suit :

Le lecteur pourra juger *de visu*, par les figures placées à la fin de cette thèse, que les quatre départements indiqués par Bauchet, correspondent avec une exactitude mathématique à la distribution et a la direction des vaisseaux lymphatiques sous-cutanés de la main ; 2° il pourra s'expliquer la marche des inflammations sous-cutanées, malgré les plis cutanés, par l'invasion des réseaux lymphatiques des différentes régions, et son envahissement de la face profonde par les troncs lymphatiques qui s'adjoignent à l'arcade palmaire superficielle ; il s'expliquera alors les angioleucites si fréquentes qui envahissent l'avant-bras.

A ce propos j'attire spécialement l'attention sur la fréquence de ces angioleucites superficielles de l'avant-bras. Elles sont universellement admises. J'y reviendrai à propos des phlegmons profonds de la main, et je demanderai pourquoi il n'est pas aussi naturel d'admettre les lymphangites profondes que les superficielles.

ANGIOLEUCITE DU DOS DE LA MAIN.

« L'inflammation, écrit Bauchet, ne reste pas limitée au point où elle a pris naissance ; mais, arrêtée par ces brides fibro-celluleuses, elle se propage dans le tissu cellulaire voisin qui ne lui offre nul obstacle. Elle gagne les espaces interdigitaux, surtout le tissu cellulaire du dos de la main. Dans cette région, elle est à son aise et s'y étale avec une grande rapidité. Les phénomènes auxquels elle donne lieu viennent confirmer la théorie de physiologie pathologique qui vient d'être esquissée à grands traits. »

L'observation est clinique, M. Chassaignac la confirme;

mais je crois que l'on doit l'expliquer d'une tout autre manière en s'appuyant encore sur l'anatomie. Que voit-on sur les figures de M. Sappey? Que les espaces interdigitaux sont le rendez-vous des vaisseaux lymphatiques qui viennent des régions métacarpo - phalangiennes ; que dans ces espaces il y a une agglomération de ces vaisseaux qui vont ensuite se rendre sur le dos de la main et sur l'avant-bras. Ces vaisseaux sont-ils atteints d'inflammation ; y a-t-il tronculite ou péritronculite : comme ces vaisseaux se touchent, l'inflammation sera plus intense, et le pus se formera là même où est le summum de la phlegmasie.

Les vaisseaux de la région hypothénarienne gagnent de même la face dorsale de la main et le bord interne de l'avant-bras.

Enfin la remarque faite par M. Chassaignac et Bauchet, que les abcès s'ouvrent le plus souvent sur les faces latérales des doigts, parce que la peau y est plus fine, s'explique encore plus naturellement par la présence des vaisseaux lymphatiques collatéraux des doigts.

TRAITEMENT.

La thérapeutique varie suivant la période de la maladie.

Le traitement doit être dirigé : 1° contre les accidents locaux ; 2° contre les accidents généraux.

1° *Traitement des accidents locaux.*

Le premier point est de faire tous ses efforts pour obtenir la résolution de l'inflammation.

Avant tout, on doit exiger un repos et une immobilité aussi complète que possible du membre menacé. On ne saurait trop insister sur cette immobilisation.

En deuxième lieu, la main doit reposer sur un coussin élevé, sur un plan incliné en un mot,

Les topiques peuvent varier suivant les indications et les symptômes locaux ou généraux.

La douleur est-elle vive, intense, lancinante, il sera préférable de faire des frictions avec l'onguent mercuriel simple ou uni à la belladone.

La douleur n'offre-t-elle pas les caractères d'exacerbation, on aura recours aux pommades résolutives.

J'ai vu employer au début de ces affections l'alcool pur par M. Dolbeau avec un certain succès. Voici la méthode. On imbibe d'alcool pur plusieurs compresses dont on enveloppe la main , l'avant-bras et celles-ci sont entourées d'un morceau de taffetas gommé qui empêche l'évaporation de se produire. Ce pansement est un bain local. Il est surtout fort utile lorsqu'il y a un gonflement considérable de l'épiderme, lorsque celui-ci, macéré par les cataplasmes, est imbibé et tuméfié. La présence de l'alcool ramène rapidement les tissus non phlogosés primitivement à un aspect, sinon naturel, du moins dans un état tel que le chirurgien peut mieux apprécier la lésion.

Enfin, lorsque l'inflammation se généralise rapidement, on doit employer les cataplasmes , les bains émollients prolongés.

2° Traitement des symptômes généraux.

Lorsqu'on est en présence de symptômes généraux graves, tels que : frissons, fièvre ardente, insomnie, délire, qui se trouvent dans les angioleucites graves, on peut dès le début donner un purgatif salin, ou bien un éméto-cathartique. Le praticien se laissera guider par les circonstances. Si le malade est alcoolique, le délire, l'insomnie peuvent prendre des proportions inquiétantes ; l'opium, la digitale rendront alors d'utiles services.

A la deuxième période, c'est-à-dire du deuxième au sixième

jour de la maladie, le chirurgien doit encore s'efforcer d'arrêter les progrès de l'inflammation des lymphatiques, de la loca-
liser et d'obtenir la résolution. Il insistera plus encore sur les
médications indiquées plus haut.

Mais, s'il s'aperçoit que malgré tous ses soins l'inflammation suit son cours, quelle doit être sa règle de conduite ?

Je mets de côté l'expectation qui permet au pus de s'ouvrir une voie à l'extérieur par les efforts seuls de la nature,
car cette manière d'agir n'est pas digne d'un vrai chirurgien.

Deux méthodes se trouvent en présence :

1° Inciser le plus tôt possible.

2° Inciser lorsque le pus est collecté.

1° *Incisions prématurées.*

Lorsqu'on n'a pu, malgré une médication énergiquement
résolutive, arrêter les progrès de l'inflammation, on peut être
assuré de la suppuration.

Doit-on attendre que le pus soit collecté ?

Non, il faut inciser prématurément, M. Dolbeau a érigé ce
principe en règle.

L'incision doit être large, profonde, car elle a pour but de
dégorger les tissus.

Qu'observe-t-on en effet, après cette incision ?

Les tissus sous-jacents à la peau font hernie à travers l'incision qui supprime l'étranglement, la compression. Du sang,
un liquide séreux ou séro-purulent s'écoule et amène un dégorgement rapide du tissu.

La deuxième méthode est la règle quand le pus est collecté.
Il ne faut jamais attendre. On doit opérer le plus tôt possible.

INFLAMMATIONS PROFONDES DE LA MAIN.

L'exposé qui suit est le développement des leçons de M. le professeur Dolbeau, professées à l'Ecole de médecine, et de ses entretiens particuliers au lit du malade.

Ces inflammations sont d'une étude difficile, car elles se confondent le plus souvent avec les phlegmons superficiels. Il est rare de les voir complètement indépendantes l'une de l'autre. Pendant qu'on traite un malade d'un phlegmon superficiel, on assiste à la naissance d'une phlegmasie profonde ; d'autre part, la profonde devient superficielle. Ces faits sont cliniques et n'ont pas besoin d'être développés ; que chaque praticien invoque seulement ses souvenirs. Pour décrire ces inflammations d'une façon didactique, il faut les exposer théoriquement, afin d'arriver aux observations cliniques.

Bauchet, M. Chassaignac, M. le professeur Gosselin ont divisé les inflammations profondes de la main en : 1° inflammations du tissu cellulaire ; 2° inflammations des gaînes tendineuses.

Pathogénie. — Les auteurs divisent les causes en deux classes correspondant aux deux variétés : ainsi, dans l'article du Dictionnaire encyclopédique, signé de M. Polaillon et qui est le résumé des derniers travaux sur ce sujet intéressant, nous trouvons : « Que le phlegmon du tissu cellulaire sous-aponévrotique reconnaît pour cause ordinaire un traumatisme ou la propagation d'une phlegmasie voisine, telle qu'un phlegmon sous-cutané, un panaris ou une synovite aiguë.

Le *phlegmon des gaînes* a pour cause l'exercice immodéré des tendons fléchisseurs, les panaris du pouce ou du petit doigt, les opérations et les blessures qui ouvrent les grandes synoviales tendineuses de la face antérieure du poignet ou de la main.

Le phlegmon du tissu cellulaire peut lui donner naissance par propagation. La maladie alors se présente avec les symptômes combinés des deux variétés du phlegmon profond.

Cliniquement qu'observe-t-on? Que les phlegmons profonds de la main surviennent très-fréquemment à la suite d'une piqûre, d'une écorchure de la pulpe d'un doigt. On a insisté sur les blessures du pouce et du petit doigt comme point de départ de cette affection. La clinique a justifié cette vérité. Mais les blessures des trois doigts du milieu se compliquent d'une inflammation profonde, ce qui infirme déjà la règle de propagation de la gaîne du pouce ou du petit doigt à la synoviale commune.

On insiste sur les panaris profonds et sur les lésions des gaînes tendineuses ; ces faits sont hors de contestation ; mais comment expliquer les cas d'inflammation profonde des gaînes à la suite d'une simple piqûre, d'une simple éraillure de l'épiderme de la pulpe du pouce ou de petit doigt ?

En résumé, nous dirons que toute lésion superficielle des doigts ou de la paume de la main donne lieu à l'inflammation profonde et que, d'après les observations, il semble que ce sont les lésions du pouce qui se compliquent le plus souvent de cette affection.

SYMPTÔMES ET MARCHE.

A la suite d'une piqûre, d'une écorchure ancienne ou récente, on ne prend le plus souvent aucune précaution. Les ouvriers, les cuisinières, les étudiants en médecine ou les personnes qui soignent les malades ont souvent les mains en contact avec des corps irritants, ou des virus qui provoquent alors une inflammation de la main, envahissant rapidement l'avant-bras et même le bras.

Cliniquement on peut assister à deux formes de début : 1° un brusque ; 2° un insidieux. De même il y a deux espèces d'inflammations : une bénigne ; l'autre grave.

1° *Forme aiguë à début brusque.* — Un individu, porteur d'une écorchure du pouce par exemple depuis quelques jours, n'y fait aucune attention. Bientôt il est pris d'un frisson violent, de céphalalgie, d'embarras gastrique et en même temps il éprouve une douleur très-intense dans le doigt, la main, l'avant-bras et même quelquefois le bras. Le gonflement suit ces symptômes et envahit le pouce, la main et l'avant-bras avec une grande rapidité. Mais, comme le professe M. Dolbeau, on ne peut séparer d'une façon absolue cette inflammation profonde de la superficielle, car si l'on regarde avec soin, on constate sur la main, l'avant-bras et quelquefois jusque dans l'aisselle une rougeur en nappe, ou en réseau. C'est que, dans la majorité des cas, une lymphangite complique ces phlegmasies, comme l'écrivent tous les auteurs qui se sont occupés de ce sujet.

D'autres fois une lésion du petit doigt donne lieu aux mêmes symptômes ; mais il arrive, comme M. Dolbeau l'a vu et l'a dit à son cours, de trouver le début de la maladie à un doigt, la main est alors respectée, et le gonflement apparaît seulement au niveau du poignet.

2° *Forme à début insidieux.* — Dans ce cas ce sont les accidents locaux qui se développent les premiers. L'inflammation envahit progressivement la main et l'avant-bras, qui se gonfle en dernier lieu. Les symptômes généraux sont consécutifs à la phlegmasie locale et ne se montrent qu'au moment de la formation du pus.

La marche est donc la suivante : tout d'abord la douleur se

fait sentir avec ses différents caractères ; puis le gonflement apparaît et gagne de proche en proche ; enfin les frissons, la fièvre, l'inappétence, la céphalalgie, en un mot tous les accidents qui surviennent dans les inflammations graves.

Mais Bauchet, M. Gosselin et M. Polaillon ont divisé les symptômes d'après la variété de la maladie, et ces auteurs ont décrit des symptômes particuliers pour le phlegmon du tissu cellulaire sous-aponévrotique et pour le phlegmon des gaînes.

Voici donc les signes donnés à chaque genre.

Symptômes du phlegmon sous-aponévrotique simple.

La tuméfaction de la main est uniforme et totale : elle est dure, rouge et très-douloureuse à la pression ; d'autres fois elle est mollasse et fongueuse. L'inflammation se propage rapidement à l'avant-bras au-dessus du poignet, « en suivant les tendons fléchisseurs. »

Les doigts sont étendus, dit Bauchet ; M. Polaillon écrit que les doigts sont légèrement fléchis dans leurs articulations métacarpo-phalangiennes, tandis que les phalanges sont étendues les unes sur les autres ; M. le professeur Gosselin confirme cette disposition.

Enfin les mouvements des tendons, des muscles, du poignet, des doigts, produisent peu de douleur, mais il faut rappeler que, pour le phlegmon sous-cutané, Bauchet a écrit « que les mouvements des doigts sont pénibles, mais qu'ils peuvent être effectués, et surtout qu'ils sont peu douloureux quand on étend et fléchit alternativement et doucement ces organes. » Ici il en est de même ; nous verrons que c'est presque toujours ainsi.

Le *phlegmon des gaînes* présente donc des symptômes particuliers ; voici comme s'exprime M. Polaillon dans l'article déjà cité : « Une douleur violente, accompagnée de la flexion des doigts, est le premier signe caractéristique. L'attitude des doigts est surtout importante à noter ; la première phalange, ou phalange métacarpienne, est dans l'extension et continue la direction des métacarpiens, tandis que les deux autres phalanges sont recourbées en crochet. La douleur s'exaspère au point de devenir intolérable lorsqu'on cherche à imprimer quelques mouvements aux doigts, et telle est la *force de rétraction des fléchisseurs*, qu'il faut faire un effort considérable pour les étendre. »

Bauchet avait exprimé la même opinion dans les termes suivants : « La première phalange, la phalange métacarpienne, n'est pas fléchie, elle continue la direction des métacarpiens, retenue dans cette position par les interosseux ; les deux autres phalanges sont recourbées en crochet ; les doigts sont quelquefois fortement appliqués contre la paume de la main ; tous les mouvements d'extension sont très-pénibles, très-douloureux, et telle est la force de rétraction des fléchisseurs, que les mouvements d'extension très-pénibles, très-douloureux, exigent d'assez puissantes tractions. »

La griffe est donc le symptôme principal sur lequel on s'appuie pour faire le diagnostic entre le phlegmon du tissu cellulaire sous-aponévrotique et le phlegmon des gaînes. Nous reviendrons sur ce symptôme dans la discussion qui terminera ce mémoire.

Mais ce n'est pas tout, et les auteurs qui ont étudié ce sujet ont donné des caractères particuliers à l'inflammation de la gaîne tendineuse du long fléchisseur du pouce, du fléchisseur du petit doigt et de la gaîne commune. Je cite textuellement M. Polaillon, qui a très-bien résumé tout ce qui a trait à cette question :

« A mesure qu'un épanchement se forme dans les gaînes tendineuses, la tuméfaction augmente et affecte des caractères particuliers. Elle commence toujours par la partie inférieure de l'avant-bras et ne s'étend pas sérieusement aux éminences thénar et hypothénar, en laissant le creux de la main intact. Ce fait s'explique quand on songe que la distension des gaînes s'effectue difficilement à la paume, où elles sont emprisonnées entre des muscles, des os et des plans fibreux, tandis qu'au-dessus du ligament annulaire et surtout près du bord cubital de l'avant-bras, elles n'ont qu'à soulever l'aponévrose de cette région. C'est seulement lorsque le cul-de-sac supérieur ne peut plus être distendu, que le gonflement arrive à la région palmaire. Il se présente alors sous la forme de deux renflements, l'un situé à l'avant-bras, l'autre à la paume; la partie intermédiaire est déprimée par le ligament annulaire. La fluctuation existe souvent; pour la bien percevoir, il faut appuyer largement une des mains sur la partie inférieure et antérieure de l'avant-bras, pendant qu'avec l'autre on presse alternativement le renflement palmaire.

« Les ganglions lymphatiques et le tissu cellulaire des régions voisines participent de bonne heure à la phlegmasie; la main, dont les doigts restent immobiles et recourbés en griffes, prend alors un volume énorme, et la tuméfaction envahit peu à peu tout le membre thoracique. »

Quelle différence y a-t-il donc entre ces deux formes? N'existent-elles pas seulement en apparence. Pour moi c'est ce que je trouve, et voici les raisons sur lesquelles je me fonde :

La description des symptômes locaux que j'ai cités sont ceux du phlegmon sous-cutané et profond, coïncidant en même temps et, comme l'a dit M. Dolbeau, cliniquement, il est impossible de les désunir. Ces deux affections marchent ensemble.

Mais lorsque le phlegmon profond, consécutif à une piqûre du petit doigt ou du pouce, comme j'en donnerai des exemples, est d'emblée profond, il est rationnel que l'inflammation envahisse d'abord les tissus qui sont favorables à son développement avant d'arriver à se montrer à la peau. Ce n'est que secondairement que le tissu cellulaire sous-cutané se prend, et alors la main est uniformément rouge, unifor-

Chevalet.	7

mément gonflée ; les doigts, eux aussi, se prennent, se tumé-
fient, s'ulcèrent quelquefois. Que peut-on invoquer alors, ce
n'est certes pas l'inflammation des gaînes tendineuses, puisqu'elles ne communiquent pas. Il y a alors le tissu cellulaire.
Mais on ne veut pas de l'angioleucite descendante, qui est bien
ce qu'il y a de plus simple.

On a, dans ce cas, ce que l'on trouve dans tous les
phlegmons sous-aponévrotiques profonds, où la peau est intacte et où le pus se laisse sentir là où les aponévroses sont le
moins résistantes.

PHYSIOLOGIE PATHOLOGIQUE.

La suppuration profonde de la main et de l'avant-bras
donne lieu à discussion actuellement.

Autrefois, il était admis que les gaînes tendineuses suppuraient; puis se rompaient et donnaient lieu à un phlegmon
sous-aponévrotique de l'avant-bras.

M. Gosselin avait consolidé et affermi cette manière de
voir par des recherches anatomiques remarquables, recherches d'après lesquelles il avait montré que les gaînes tendineuses du petit doigt et du pouce communiquaient souvent
ensemble d'une part, et d'autre part, avec la gaîne commune
des fléchisseurs.

Le chemin était donc tout tracé à l'inflammation, à la suppuration; les gaînes tendineuses s'enflammaient, suppuraient
en bloc ou en partie.

L'anatomie pathologique a-t-elle confirmé ces faits cliniques? c'est ce que nous allons rechercher.

L'anatomie pathologique du phlegmon des gaînes a été
assez rarement faite après la mort; ce n'est surtout que par
les opérations que l'on jugeait si le pus sortait ou ne sortait
pas des gaînes tendineuses.

Voici cependant un résumé de quelques autopsies.

Obs. XXV. — Tirée de la Clinique chirurgicale de M. Gosselin.

Homme, âgé de 55 ans. Ecrasement du petit doigt par une pierre;
phlegmon profond de la main et de l'avant-bras. Entré trois semaines
après le début de sa maladie. Autopsie. « Voyez d'abord le petit doigt,
point de départ de la maladie. Nous avons ouvert sa gaîne tendineuse
palmaire; vous y trouvez du pus recouvrant d'un côté le feuillet pa-
riétal de la synoviale, et d'un autre côté, les tendons qui sont ramollis
et dissociés. Suivez le foyer par en haut du côté de la main, vous le
voyez arriver derrière le paquet des tendons fléchisseurs et se continuer sans ligne de démarcation et sans interruption jusqu'à la partie
moyenne de l'avant-bras. Cherchez maintenant les limites inférieures
du foyer à la paume de la main. Il s'arrête, vers la partie moyenne,
au-dessus du niveau des articulations métacarpo-phalangiennes et ne
se prolonge pas dans la gaîne tendineuse de l'index, du médius et de
l'annulaire. A la partie externe, au contraire, le pus se continue dans
la gaîne du pouce et jusqu'à l'extrémité de ce doigt. »

Vous voyez donc qu'ici l'inflammation suppurative, partie
de la plaie du petit doigt, a dû se propager le long de ce dernier par la face interne de sa gaîne jusqu'à la portion commune de la grande bourse synoviale et gagner ensuite le
prolongement du pouce. Au niveau de son cul-de-sac supérieur, la grande bourse synoviale s'est longuement ouverte
et s'est mise en communication avec le tissu cellulaire profond de l'avant-bras, auquel l'inflammation a été transmise,
soit par propagation de la phlegmasie elle-même, soit par une
effusion du pus provenant de la bourse synoviale ulcérée ou
déchirée à la suite de sa distension. »

Nous nous permettrons de faire observer que le phlegmon
datait de trois semaines, que les tissus, macérant dans le
pus pendant ce temps, pouvaient s'altérer. Aussi, j'attire
l'attention sur ce fait, que les *tendons étaient ramollis et dissociés*. Dans aucun phlegmon profond de la main incisé on
n'a rencontré ce ramollissement et cette dissociation des tendons, tandis que dans le panaris des doigts, ce cas est fréquent. Plus tard, je me servirai de cette remarque.

Plus loin, page 19, M. Gosselin cite ce cas :

Obs. XXVI.

« Je me rappelle une femme âgée que j'ai soignée à l'hôpital Cochin, et qui avait aussi à la main et à l'avant-bras un phlegmon profond parti d'une blessure du petit doigt. Elle a succombé à une infection putride, et j'ai trouvé en suppuration, non-seulement la grande synoviale tendineuse carpienne et l'avant-bras, mais aussi toutes les articulations carpiennes, auxquelles la phlegmasie suppurative partie de la bourse tendineuse s'était propagée. »

Ceci est à démontrer et la note suivante que mon collègue et ami M. Berger, prosecteur de la Faculté, a communiquée à M. Dolbeau, avec la permission de M. Gosselin, n'est pas en faveur de cette explication.

Obs. XXVII. — Obs. de M. Berger.

Au commencement de l'année 1870, M. le professeur Gosselin, dont j'étais alors interne, appela mon attention sur une circonstance particulière que révéla l'autopsie d'un homme mort des suites d'un phlegmon profond de la main et de l'avant-bras. La suppuration baignait la face extérieure des gaînes synoviales des tendons fléchisseurs ; la cavité même de ces gaînes ne paraissait pas suppurée. Pourtant, pendant la vie du malade, on avait noté l'existence de phénomènes qui sont indiqués comme révélant le développement d'une inflammation suppurative dans la cavité même des synoviales, c'est-à-dire une fluctuation profonde que l'on pouvait renvoyer de la partie inférieure à la partie supérieure du ligament annulaire antérieur du carpe, et même, si je ne me trompe, de l'éminence hypothénar. M. Gosselin me fit remarquer à cette occasion que la synovite des fléchisseurs pouvait se terminer par suppuration, soit à la surface interne, soit à la surface externe des gaînes synoviales.

Voilà déjà une preuve que les inflammations peuvent envahir tous les tissus de la main et de l'avant-bras en laissant les gaînes intactes.

L'autopsie suivante, faite par M. Dolbeau lui-même, en est encore une preuve plus frappante.

Obs. XXVIII. — Hôpital Beaujon, service de M. le professeur Dolbeau,
observation recueillie par M. Bellon, interne du service.

Diagnostic : Angioleucite profonde consécutive à une légère coupure du
pouce gauche ; abcès profonds multiples de la main et de l'avant-
bras ; arthrite suppurée du poignet ; mort par embolie pulmonaire.

La nommée Monguet, âgée de 59 ans, blanchisseuse, est entrée dans
le service le 18 novembre 1874. Elle est couchée au n° 37, salle
Sainte-Clotide.

Cette femme s'est fait, il y a un mois environ, une légère coupure au
pouce de la main gauche. Elle n'y a fait aucune attention. Au bout de
quelques jours, le pouce est devenu sensible et s'est un peu tuméfié.
Elle n'en a pas moins continué à travailler, mais la main est devenue
tout à coup et rapidement très-malade. Tuméfaction considérable, rougeur à la face dorsale, douleur vive, quelques symptômes généraux. La
tuméfaction, au bout de quelques jours, s'est étendue à l'avant-bras ;
l'articulation du poignet devient le siége de douleurs très-vives. Les
symptômes généraux s'aggravent. La malade se borne à mettre des cataplasmes et ne vient consulter qu'au bout de trois semaines, dans un
état local et général déplorable.

La main et l'avant-bras sont le siége d'une tuméfaction considérable.
On y constate la présence de foyers purulents multiples : l'un, à la
main, occupant la région palmaire moyenne ; un second, au poignet,
situé profondément derrière les tendons, mais devenant plus superficiel au voisinage de la radiale. Le second foyer communique manifestement avec le premier. Un autre, enfin, paraissant étendu, profond, occupe le bord interne de l'avant-bras, le long du cubitus.

L'articulation du poignet, très-tuméfiée, très-douloureuse, est le siége,
quand on lui imprime des mouvements, de frottements rugueux, indi-
quant la destruction de ses cartilages.

Le pouce n'a plus rien. Il n'y a plus trace, depuis longtemps, de la
petite plaie, cause première de tous les accidents.

Longue incision le long de la radiale. Incision à la main, sur la face
palmaire, à la limite entre la région palmaire moyenne et l'éminence
thénar.

Incision sur le bord externe du bras, le long du cubitus. — Pansement à l'alcool.

Les plaies ont mauvais aspect ; la fièvre continue ; l'état général,
très-mauvais à l'entrée de la malade dans le service, ne s'améliore pas,
l'articulation est évidemment le siége d'une altération profonde.

M. Dolbeau songe à l'amputation ; il était même à peu près décidé à
la pratiquer, quand survint une amélioration sensible, qui fit différer
l'opération, d'autant plus que la malade faisait quelques difficultés à s'y
soumettre. Cette amélioration se maintient, du reste, et le 9 décembre
1874, la malade allait assez bien. Elle avait mangé, comme à l'ordinaire, le matin, une portion. Elle s'était endormie après son déjeuner
pendant une heure environ. Tout à coup, à trois heures de l'après-

midi, en faisant un effort pour se placer sur le bassin, elle s'écrie que quelque chose s'est rompu dans sa poitrine et est prise de suffocation. Pâleur du visage, sueurs froides, teinte violacée des lèvres et des extrémités, soif d'air, angoisse extrême, efforts violents de respiration ; celle-ci se faisait du reste librement et profondément, sans satisfaire le besoin de respirer. Il s'agit évidemment d'une embolie pulmonaire. La mort survint au bout d'une heure d'agonie.

On n'avait rien remarqué du côté des veines superficielles du membre malade.

A *l'autopsie*, voici ce que l'on constate :

Dans le cœur droit, caillots fibrineux, multiples, consistants, déchiquetés, n'ayant aucun des caractères des caillots formés dans le cœur. Dans les deux branches de l'artère pulmonaire, on trouve des caillots semblables, obstruant presque complètement les vaisseaux, surtout à droite. Les caillots de chacune des deux branches n'ont pas de continuité avec ceux de l'autre branche, ni avec ceux du cœur droit. M. Dolbeau pratique lui-même, avec le plus grand soin, l'examen du membre malade.

A la main, la lésion est limitée à la région palmaire moyenne. Les deux éminences thénar et hypothénar sont intactes. Dans la région palmaire moyenne, on enlève l'aponévrose avec quelque difficulté. Les tissus, infiltrés de matière plastique, forment une couche épaisse, comme lardacée, dans la partie profonde de laquelle sont plongées l'arcade palmaire superficielle et les ramifications terminales du nerf médian. Ces organes étant disséqués et relevés, on met à découvert les gaînes tendineuses dans leur portion palmaire, et, pour pouvoir les examiner dans toute leur étendue, on incise le ligament annulaire du carpe.

La gaîne du tendon du long fléchisseur du pouce est intacte dans toute sa longueur, au pouce, à la paume de la main, sous le ligament annulaire, et, au-dessus de ce ligament, dans le cul-de-sac par lequel elle se termine. Rappelons que c'est sur le pouce que siégeait la plaie initiale, point de départ de tous les accidents.

Or, la gaîne absolument intacte est précisément celle du pouce.

En examinant la gaîne interne, voici ce qu'on constate : La portion de cette gaîne, destinée aux tendons du fléchisseur superficiel, est peu altérée, et ces tendons, sauf celui du petit doigt, sont relativement intacts. La portion de la gaîne destinée aux tendons du fléchisseur profond est beaucoup plus malade, surtout au niveau du tendon du petit doigt. En examinant la gaîne de ce tendon, on la trouve intacte dans sa portion digitale. Le tendon y présente son aspect nacré et est absolument sain. Mais, si on le suit à la paume de la main, on le voit pénétrer dans un foyer purulent, qui en occupe la partie profonde, et qui est ouvert dans la portion palmaire de la gaîne. Celle-ci, baignée de pus, est malade, ainsi que les tendons qu'elle enveloppe, dans une étendue de 4 centimètres environ pour le tendon du petit doigt, de 2 centimètres et demi à 3 centim. pour les autres tendons (index, médius et annulaire). Au-dessus de ce point, la gaîne et les tendons reprennent leur caractère d'intégrité et le conservent dans la gouttière carpienne jusqu'au cul-de-sac terminal de la gaîne.

En soulevant les tendons du fléchisseur profond, on met à découvert un foyer purulent, occupant la région palmaire profonde, situé juste sur la ligne médiane par rapport à l'axe de la main et correspondant exactement à l'arcade palmaire profonde, qu'on aperçoit appliquée contre sa paroi postérieure. Sa paroi antérieure était formée par la gaîne des tendons fléchisseurs profonds qu'il refoulait en avant. Il s'était prolongé le long de la gaîne du tendon du petit doigt, l'avait ouverte et le pus l'avait pénétrée et traversée de façon à venir s'étaler sous l'aponévrose palmaire. Mais, chose à noter, il n'avait fusé dans cette gaîne, ni en bas, vers le petit doigt, ni en haut, dans la gouttière carpienne.

L'articulation radio-carpienne est remplie de pus ; ses cartilages sont détruits, les surfaces osseuses qui les supportaient érodées. Le ligament triangulaire, en partie détruit, laisse communiquer largement l'articulation radio-carpienne avec l'articulation radio-cubitale inférieure.

L'articulation de la première rangée du carpe avec la seconde est dans le même état, ainsi que les articulations des os de chaque rangée entre eux, surtout de la première.

Quelle est l'origine, quel a été le mode de production de cette arthrite suppurée du poignet? C'est une question qu'il n'est pas facile de résoudre; mais ce qu'on peut affirmer, c'est que la lésion si limitée de la gaîne n'y a été pour rien, puisque cette gaîne est intacte au niveau de l'articulation.

En disséquant l'avant-bras, on est frappé tout d'abord de l'intégrité apparente de sa région antérieure. Les lésions en effet sont tout à fait profondes. Seule, la gaîne des vaisseaux radiaux paraît malade dès la première inspection. Elle est, dans la moitié inférieure de l'avant-bras environ, infiltrée d'une matière plastique qui lui donne l'aspect d'un cordon blanchâtre, à surface grenue. L'artère, plongée au milieu de cette matière plastique, n'en est dégagée que difficilement et en disséquant avec soin. La gaîne de la cubitale est intacte; le nerf médian ne présente rien de particulier; les muscles sont intacts aussi, du moins ceux des couches superficielles, car en disséquant le fléchisseur profond, on trouve au-dessous de lui ou plutôt dans son épaisseur, au devant et en dedans du cubitus, un foyer purulent du volume d'un petit œuf à peu près. Ce foyer, situé à la partie moyenne de l'avant-bras, bien limité en bas, du moins sur la région antérieure de l'avant-bras, est sans communication avec la lésion de la paume de la main et avec celle que nous verrons tout à l'heure exister au niveau du carré pronateur. En cherchant quel a été son point de départ, on le trouve du côté du cubitus. Celui-ci a été le siège, dans sa moitié inférieure, d'une périostite suppurée et est dénudé presque totalement jusqu'au milieu de sa longueur. Le foyer que nous venons d'indiquer est une dépendance du foyer sous-périosté qui baigne l'os en arrière et en dedans. L'origine de cette périostite paraît avoir été la rupture de l'articulation pleine de pus, laquelle s'est ouverte en arrière.

En soulevant, au poignet, tous les tendons des fléchisseurs, on met à découvert un second foyer situé entre ces tendons et le carré pronateur. Ce muscle, altéré, mais non détruit, sépare ce foyer du cubitus, aussi n'existe-t-il aucun rapport entre lui et la lésion osseuse.

Par contre, ce foyer communique par la gouttière carpienne, derrière les gaînes des tendons, avec le foyer de la paume de la main.

Cette autre observation, tirée du mémoire de Bauchet, est encore en faveur de l'opinion que je défends :

Obs. XXIX. — Panaris sous-cutané de l'indicateur droit ; extension à la paume de la main ; incision ; infection purulente ; mort ; autopsie.

Malade âgé de 25 ans, serrurier, entré à l'hôpital de la Charité, salle Sainte-Vierge, n° 24, service de M. Velpeau, le 19 avril. Mort le 12 mai 1852.

Il y a cinq jours que ce jeune homme commence à éprouver une vive douleur à l'index, sans cause appréciable. Il n'y a, en effet, aucune trace d'écorchure ; il est vrai que le maniement continuel du fer et des outils qu'exige sa profession est une cause facile d'irritation. Toujours est-il que le gonflement suivit de près la douleur, qu'il envahit promptement tout le doigt et même la paume de la main.

19 avril. — L'épiderme est décollé ; M. Velpeau l'excise ; de plus, l'inflammation est sous-cutanée, car il y a du gonflement, de la douleur, de la rougeur, surtout du côté du dos, plus que de la face palmaire du doigt.

L'inflammation commence à s'étendre à la face dorsale de la main, et le pouce est lui-même pris de tourniole.

20 avril. — L'inflammation fait de nouveaux progrès ; elle envahit la paume de la main. M. Velpeau y pratique une incision, et il sort plus de sang que de pus. La pression de la face palmaire fait sortir en arrosoir, à travers quelques orifices du derme qui se sont formés à la racine de l'index et à la deuxième commissure, une certaine quantité de pus infiltré.

Ainsi, la marche de l'inflammation a suivi les phases suivantes : sous-cutanée primitivement, elle est devenue sous-épidermique ; enfin, elle gagne le tissu cellulaire profond et arrive à la gaîne des tendons fléchisseurs.

Mort le 12 mai.

Autopsie. — La coulisse tendineuse est saine. Il n'y a pas de pus, pas de fausses membranes. Les coulisses des doigts et de la main ne sont point altérées.

De plus, cette observation prouve que le phlegmon profond survient aussi à la suite d'une lésion d'un doigt autre que le pouce et le petit doigt.

Obs. XXX. — Panaris profond du pouce droit; phlegmon profond de la
main; trajets fistuleux; suppuration abondante. Affaiblissement de
la constitution; vaste eschare au sacrum; infection putride; mort;
autopsie.

Cet homme, âgé de 55 à 60 ans, est entré à l'hôpital Saint-Louis au
commencement du mois de novembre. Il est pâle, amaigri. Il raconte
qu'il a eu une inflammation au pouce il y a plus de deux mois, que
cette maladie a gagné toute la main, et même l'avant-bras; qu'il y a un
mois, il s'est formé plusieurs abcès qui se sont ouverts spontanément.
Il a à peine pu quitter le lit depuis le début de la maladie; il a beaucoup
souffert. Aujourd'hui voici ce que nous constatons :

La main et presque tous les doigts sont le siége d'un gonflement
légèrement œdémateux, l'avant-bras est aussi tuméfié. Les doigts sont
recourbés en crochets, la paume de la main est uniformément gonflée.
On trouve à l'avant-bras deux ouvertures : l'une siégeant à la partie
interne, l'autre à la partie externe de la face antérieure, toutes deux à
deux centimètres environ de l'articulation radio-carpienne. Ces deux
ouvertures sont longitudinales, longues de deux centimètres environ,
à bords grisâtres et fongueux. — Au niveau de la première phalange
du pouce, on aperçoit la cicatrice d'un foyer purulent ancien. — Point
de rougeur; la face dorsale de la main ne présente aucune tuméfaction,
aucun trajet fistuleux. — La douleur à la pression est peu vive; le poignet n'est pas gonflé, ni douloureux. — En pressant sur la paume de
la main ou sur la partie inférieure de l'avant-bras, on fait couler en
quantité assez notable, par les ouvertures déjà signalées, du pus blanchâtre, mal lié, fluide, mais sans mauvaise odeur. — Le stylet introdut
par ces ouvertures, et avec précaution, glisse assez loin sur les couches
profondes de l'avant-bras, mais ne rencontre aucune portion d'os dé-
nudée. — Outre les deux ouvertures déjà mentionnées, on voit encore
en dedans, au niveau du tiers supérieur de la face antérieure, une
petite ouverture par laquelle s'échappe aussi du pus, mais en moindre
quantité que par les ouvertures déjà décrites.

En pressant le cubitus, le radius, et en cherchant à faire exécuter
quelques mouvements au poignet, on sent nettement un frottement
rude, désagréable au toucher, entre le cubitus, le radius et entre ces os
et ceux du carpe, et qu'on ne peut mieux comparer qu'au frottement
de deux noix l'une contre l'autre.

Le pouce ne peut pas être étendu; il en est de même du petit doigt.
Ces mouvements sont très-bornés pour les autres doigts de la main.

Diagnostic. — Panaris profond du pouce, extension de l'inflammation dans la grande synoviale commune et dans la synoviale des tendons du petit doigt; rupture du foyer entre les couches musculaires de
l'avant-bras, mais surtout à la partie interne; extension de la suppuration dans les articulations carpiennes; destruction des cartilages par
macération.

Le malade, malgré les injections détersives et un régime tonique,
continue à s'affaiblir; il survient une eschare, puis un foyer gangréneux

au sacrum, les signes d'intoxication putride, et cet homme succombe trois semaines après son entrée à l'hôpital.

Autopsie. — Rien dans les viscères; pâleur, anémié, foyer gangréneux plus large que le sacrum; vastes décollements du côté de l'une et l'autre fesse, et vers la région lombaire.

Désordres du côté de la main. — La synoviale commune, la synoviale du pouce et la synoviale du petit doigt forment une cavité noirâtre, remplie d'un pus séreux, floconneux, mal lié. — Après avoir fait couler sur ces parties un filet d'eau, on constate : 1° des adhérences multiples entre les divers tendons et les deux feuillets pariétaux et tendineux des synoviales. Ces tendons sont fixés dans une position invariable, et pour les dégager il faut couper des brides fibreuses, résistantes, formées de lymphe plastique organisée. Ces désordres s'observent à la paume de la main, sous le ligament annulaire et à la partie inférieure de l'avant-bras, dans toute l'étendue des sacs synoviaux. — Ces altérations se prolongent jusqu'à l'extrémité des tendons du pouce et du petit doigt. Elles s'arrêtent un peu au-dessus des articulations métacarpo-phalangiennes pour les doigts indicateur, médius et annulaire. Le long de ces doigts, la synoviale et les tendons sont parfaitement intacts. La cicatrice du pouce est adhérente avec un éperon de la synoviale. Le vaste foyer noirâtre, purulent, communique à l'extérieur à l'aide des deux ouvertures que j'ai déjà indiquées. A sa partie supérieure et externe il est fermé, et les muscles de l'avant-bras de ce côté sont sains. Du côté interne, au contraire, le sac fibro-synovial est éraillé, et le pus a fusé jusqu'au niveau de la partie supérieure de l'avant-bras, entre les couches musculaires superficielle et profonde. Ce foyer purulent, formé par une rupture de la poche synoviale, a aussi son ouverture qui le fait communiquer à l'extérieur, ouverture plus petite que les deux précédentes, et dont il a été question dans le courant de l'observation.

Les articulations radio-carpiennes, cubito-radiales et carpiennes, sont ouvertes à la partie antérieure et communiquent assez largement, par plusieurs ouvertures, avec le foyer purulent palmaire. Les os ne sont ni rouges, ni pointillés, ni friables, ils ont bien plutôt une teinte éburnée, grisâtre, et, par places, noirâtre; il n'y a point de pseudo-membranes, ou de dépôts plastiques, dans l'articulation; mais les cartilages ont été *dissous*, résorbés presque en totalité, et ont disparu : les os dénudés de ces cartilages ressemblent à des os qui auraient macéré longtemps dans l'eau. Le cubitus est légèrement *luxé* ou plutôt dévié en arrière. *Pendant la vie*, les diverses pressions n'étaient point douloureuses, et les explorations ne produisaient aucun symptôme pénible; *à l'autopsie*, il n'y avait ni gonflement œdémateux, ni tuméfaction inflammatoire, ni rougeur. — Quand on cherche à faire mouvoir les articulations, on reproduit exactement ces frottements rugueux, perceptibles pendant la vie, et sur lesquels j'ai déjà insisté quand j'ai comparé cette sensation à celle que produirait le frottement de deux os desséchés l'un contre l'autre.

Je n'ai trouvé dans les auteurs aucune description qui pût rappeler les altérations dont je viens de parler.

Dans la *Revue médico-chirurgicale* de Paris 1848, on lit, dans une observation de Malgaigne, que les tendons fléchisseurs superficiels des quatre derniers doigts sont interrompus, réduits en putrilage dans une étendue de plusieurs centimètres et que toutes les articulations radio-carpiennes et carpiennes étaient suppurées.

Nous voyons donc dans ces observations avec autopsie prises dans la clinique chirurgicale de M. Gosselin, dans le mémoire de Bauchet, que c'est une exception de trouver les gaînes tendineuses seules suppurées, mais que, dans la majorité des cas, il y a arthrite concomitante.

Nous ne voulons point nier à l'inflammation de ces gaînes les adhérences trouvées par Bauchet (obs. XXX), mais il est plus juste d'admettre que ces inflammations se font par voisinage et qu'elles ne sont pas primitives. Le paragraphe suivant tendra à le démontrer.

ABCÈS CIRCONSCRITS.

L'anatomie pathologique de ces abcès n'a qu'exceptionnellement été faite sur le cadavre ; ce n'est que par une opération que l'on a pu les étudier.

Mais il est un fait clinique sur lequel a insisté M. le professeur Dolbeau dans ses leçons cliniques et professorales et dans son mémoire inséré dans le *Bulletin de thérapeutique*, fait remarquable et négligé avant ce chirurgien. Le voici :

Les abcès circonscrits à l'avant-bras ont pour siége :

1° La gaîne radiale ;

2° La gaîne cubitale ;

3° Le tissu cellulaire situé au-dessus du carpe et au devant du carré pronateur ;

4° Quelquefois, mais rarement, au-dessous du carré pronateur.

Pour trouver les abcès circonscrits, ce n'est pas trois ou quatre semaines après le début de la maladie qu'il faut inciser, mais bien dans le premier septénaire. Cela se conçoit aisément. Quel est le chirurgien qui peut affirmer que la suppuration a débuté par tel ou tel système après quatre semaines de macération de tous les organes dans le pus.

Au contraire, si vous incisez dans les régions indiquées, lorsque le gonflement, la rougeur, ont pris leur développement prévu, vous tomberez sur un abcès circonscrit. Le pus qui sortira de cette incision hâtive ne sera qu'en petite quantité le plus souvent. On aura alors par cette quantité minime de pus la preuve que la gaîne tendineuse n'a pas suppuré.

Mais, avant tout, il faut inciser promptement pour arrêter les fusées purulentes.

Quelles sont les régions que traverse le bistouri? Nous avons : la peau, le tissu cellulaire et l'aponévrose palmaire superficielle ; car, dans les cas d'abcès situés dans les régions radiale et cubitale, il faut procéder comme pour la ligature de ces artères. Cette incision vous conduit directement dans un foyer circonscrit, je parle toujours de la maladie au début. Le doigt entre dans la cavité circonscrite où le pus est collecté.

L'abcès siége-t-il au-dessus du carré pronateur, il faut inciser couche par couche selon le procédé de M. Nélaton. Ce chirurgien a beaucoup insisté sur les abcès, sur la nécessité de les ouvrir prématurément, si l'on ne voulait pas, par une temporisation malheureuse, être la cause d'un phlegmon profond de l'avant-bras.

Nélaton ignorait la cause de ces abcès, mais il les avait reconnus avec sa sagacité habituelle.

Pourquoi ces abcès ont-ils pour siége constant ces points que M. Dolbeau a signalés? parce que là on trouve près des artères des vaisseaux lymphatiques décrits et figurés par

Mascagni : il y a là une tronculite, une péritronculite, et ici comme dans la gaîne du biceps, comme autour des ganglions, comme à la suite d'une phlébite, il y a suppuration du tissu cellulaire consécutivement à l'inflammation primitive de ces vaisseaux lymphatiques.

Le pus est d'abord circonscrit ; il ne peut gagner la peau et s'ouvrir à l'extérieur, l'aponévrose lui est un obstacle. Ne pouvant gagner la surface, il gagne les espaces perméables, il fuse, il marche dans les interstices musculaires, c'est une loi de la suppuration profonde, rien n'est plus extraordinaire dans cette région que dans les autres ; alors on est en présence d'une dissection complète des muscles de l'avant-bras. Cette suppuration est particulière et ne présente pas la teinte noirâtre, la gangrène des phlegmasies septiques.

Abcès de l'éminence thénar. — Dans ces abcès circonscrits, je ferai rentrer les abcès de l'éminence thénar qui ont été divisés en .

1° Abcès sous-cutanés ;

2° Abcès profonds ;

3° Abcès de la gaîne du long fléchisseur.

L'anatomie pathologique de ces abcès doit être précédée des courtes remarques anatomiques suivantes. La peau n'adhère aux parties sous-jacentes que par un tissu cellulaire lâche, qui se continue entre les muscles de la région thénarienne, et qui enveloppe le muscle long fléchisseur du pouce. De plus, on voit un gros tronc lymphatique dans lequel viennent se jeter les vaisseaux de l'éminence thénar. Ce tronc passe dans l'espace interdigital du pouce et de l'index et vient apparaître à la région dorsale de ce même espace, où il s'anastomose avec les troncs lymphatiques dorsaux.

M. Gosselin professe que très-fréquemment les inflammations de la région thénarienne sont des phlegmasies de la gaîne tendineuse du long fléchisseur du pouce seulement, phlegmasies souvent localisées, avec abcès circonscrit de cette gaîne. Comme preuve, ce professeur dit que, lorsque l'abcès s'est ouvert spontanément ou est incisé, le stylet porté dans le trajet de cet abcès fait reconnaître une cavité, et que cette cavité est la gaîne tendineuse. De plus la griffe du pouce est un autre signe capital. Cette cavité n'est pas une preuve, car, dans les abcès lymphatiques de la gaîne du biceps, la cavité est telle que l'on y introduit le doigt, et qu'elle peut atteindre dix centimètres de longueur. La fonte du tissu cellulaire suffit bien pour donner lieu à cette cavité.

Le vaisseau lymphatique qui circonscrit la base du pouce explique ces abcès fréquents et la propagation de l'inflammation à la face dorsale, ainsi que les abcès si fréquents de l'espace dorsal interdigital. Les observations suivantes, prises dans le Traité de suppuration de M. Chassaignac, montreront la fréquence de la lymphangite.

Obs. XXXI. — Phlegmon de la main ; drainage, guérison.

Aphilat (André), cordonnier, 22 ans, entré le 9 septembre 1855, à l'hôpital Lariboisière.

Le 1er septembre, ce malade commença à ressentir quelques douleurs dans la première phalange du pouce gauche. Les douleurs, augmentant peu à peu, s'étendirent à toute la main qui devint le siége d'une tuméfaction et d'une rougeur diffuse. Des *symptomes d'angioleucite se manifestèrent* dans toute l'étendue du bras, et les ganglions de l'aisselle s'engorgèrent. — Abcès de la phalange primitivement affectée.

Tout semblait devoir se terminer favorablement, lorsque survint le 4 septembre, une recrudescence des symptômes inflammatoires; la paume de la main devint le siége de douleurs aiguës, et le malade entra à l'hôpital.

A son arrivée, on trouve la main tout entière envahie par un vaste phlegmon; la région dorsale est le siége d'une douleur assez vive; mais c'est dans l'éminence thénar que l'on trouve la fluctuation.

Obs. XXXII. — Phlegmon de l'éminence thénar consécutif à une
dactylite de la base du pouce.

Dominique Juliano, 34 ans, boulanger, entre, le 10 mai 1856, à l'hôpital Lariboisière.

Cet homme se présente à la consultation atteint d'un phlegmon qui a envahi toute l'éminence thénar ; on l'incise, et le malade entre dans le service.

Le lendemain, 11 mai, on constate à la face interne du membre supérieur une angioleucite trajective, pour laquelle on prescrit douze sangsues à la partie interne du bras. De plus, l'incision de la veille ne paraissant pas suffisante, on débride largement aux faces palmaire et dorsale de la main. Le malade nous apprend qu'il s'est enfoncé, il y a quelque temps, un morceau de bois au niveau de l'articulation métacarpo-phalangienne du pouce.

Obs. XXXIII. — Phlegmon de l'éminence thénar consécutif à une dactylite disséquante ; débridement ; cataplasmes.

Laurent (Nicolas), 35 ans, cordonnier, entre à l'hôpital le 10 janvier 1857.

..... L'éminence thénar est considérablement tuméfiée ; la peau, ramollie par les cataplasmes, est humide, blanche, comme gaufrée. De plus, elle présente au niveau de l'articulation métacarpo-phalangienne du pouce une perforation en partie oblitérée par des fongosités.

En introduisant un stylet par cette ouverture, on remarque aisément que ni l'articulation, ni les os ne sont attaqués, mais la peau de l'éminence thénar est décollée sur une assez vaste étendue, et le pus a fusé entre les muscles de cette éminence.

Si l'on fait exécuter au pouce des mouvements alternatifs de flexion et d'extension, on ne provoque pas de douleur. Ce qui nous confirme dans l'opinion que les articulations ne sont point affectées, et nous apprend en même temps que la gaîne du tendon fléchisseur du pouce est également intacte.

Il nous reste maintenant à discuter les opinions suivantes :

1° Les inflammations profondes de la main et de l'avant-bras sont-elles consécutives à l'inflammation des gaînes tendineuses ?

2° Sont-elles des lymphangites primitives ?

DISCUSSION DES FAITS.

Je vais reprendre les arguments en faveur de l'angioleucite et leur donner tout le développement que M. Dolbeau leur a consacré dans ses leçons faites à l'Ecole de médecine. \

Deux théories ont précédé celle dont nous nous sommes constitué le champion après notre maître. Ce sont :

1° La théorie de la propagation de l'inflammation par le tissu cellulaire ;

2° La théorie défendue par M. le professeur Gosselin, pour qui les gaînes tendineuses sont les voies de propagation de la phlegmasie qui envahit l'avant-bras.

Nous allons les discuter pied à pied, argument contre argument, et j'ai la sincère conviction que bien des faits seront expliqués naturellement par l'anatomie des lymphatiques sans forcer l'interprétation.

Première théorie. — *Propagation par le tissu cellulaire.*

Cette théorie n'est véritablement plus scientifiquement discutable.

Comment, en effet, pourrait-on soutenir qu'une piqûre du doigt donne naissance à un abcès péri-ganglionnaire de l'aisselle, à un abcès de la gaîne du biceps, à un phlegmon superficiel ou à un abcès profond de l'avant-bras, sans qu'il y ait eu suppuration même du doigt piqué ?

Il n'y a qu'une voie, cette voie est admise pour les cas que nous citons par tous les auteurs, ce sont les lymphatiques.

Voici une observation, prise dans le Traité de la suppuration

de M. Chassaignac, qui démontrera non-seulement la vérité de
ce que j'avance, mais encore que le phlegmon peut être produit par une angioleucite, ce que j'ai cherché à prouver précédemment.

Obs. XXXIV. — Phlegmon par diffusion du membre supérieur droit ;
incisions larges et multipliées ; drainage ; guérison.

Duchemin (André), 22 ans, maçon, entre à l'hôpital Lariboisière, le
8 septembre 1857.

Le point de départ a été un panaris de l'indicateur droit ; le médius
se prend ensuite ; une *angioleucite* grave se déclare, envahit la main,
et détermine un vaste phlegmon par diffusion ; celui-ci remonte le long
du bras. Tubes à drainage à la face dorsale de la main et sur le bras.

Le phlegmon gagne le creux axillaire et envahit le côté droit du
torse. Un tube est passé dans le creux de l'aisselle.

Phénomènes généraux très-graves. Trois grandes incisions longitudinales à la surface du thorax arrêtent les progrès du mal et dégorgent
rapidement les parties malades. — Traitement tonique.

La suppuration a été peu abondante sur le tronc, mais le bras a été
le siége de vastes collections purulentes qui ont donné lieu à une longue
suppuration.

5 novembre 1857. — Au moment où le malade sort, il ne reste plus
au bras qu'une plaie en voie de cicatrisation, plaie correspondant au
point où un tube avait été passé. Le bras et les doigts ont conservé
leurs mouvements de flexion et d'extension, mais ils n'ont pas de force
et sont un peu raides.

Les observations suivantes dont je ne donne que le titre et
que j'ai prises dans le même ouvrage de M. Chassaignac,
prouvent péremptoirement la thèse que je soutiens :

Obs. 582. — Abcès angioleucitique interne du bras droit consécutif
à une écorchure de la main. Abcès axillaire consécutif.

Obs. 583. — Abcès angioleucitique interne du bras gauche consécutif à une éruption d'ecthyma. — Incision. — Guérison en cinq
jours.

Obs. 584. — Abcès angioleucitique considérable consécutif à des
piqûres des doigts et des déchirures de l'épiderme.

Obs. 586. — Angioleucite trajective suppurée dans la région du
bras, suite d'une écorchure du doigt médius. Intégrité des ganglions
axillaires et sus-épitrochléens.

Toutes ces observations montrent que l'angioleucite est
d'une fréquence extrême et qu'elle donne naissance soit à un

Chevalet.   8

phlegmon diffus, soit à un phlegmon circonscrit. Nous n'a
vons pas la prétention d'expliquer le pourquoi de cette propagation ou de cette circonscription de l'inflammation.

DEUXIÈME THÉORIE. — *Propagation de l'inflammation par les
gaînes tendineuses.*

Je prie le lecteur de ne pas considérer cette discussion
comme oiseuse et de ne pas croire qu'elle a uniquement pour
but de détruire une opinion admise par tous les chirurgiens,
en un mot de ne pas supposer que c'est une étude critique
seulement.

Cette discussion est d'une très-grande importance, car c'est
d'après cette étude que nous baserons les indications thérapeutiques, ainsi que l'a fait M. Dolbeau. Si les idées que nous
partageons sont vraies, le traitement en découlera naturellement.

Les indications seront nettes, précises, le chirurgien n'aura
pas à hésiter. L'ancienne théorie, au contraire, ne donne lieu
à aucune règle de traitement.

Les objections que M. Gosselin oppose à la théorie de
M. Dolbeau sont au nombre de quatre, je copie textuellement.

« 1° Elle ne peut pas être démontrée anatomiquement.

« 2° Elle fait supposer que les abcès sous-aponévrotiques doivent être sur le trajet de la radiale et de la cubitale, c'est-à-
dire assez peu profonds, puisque c'est là que sont les principaux vaisseaux lymphatiques sous-aponévrotiques. Les abcès
que nous voyons dans ces cas sont bien plus profonds ; ils se
trouvent au-devant du carré pronateur, du ligament interosseux et des os, lesquels sont parfois dénudés, par suite d'une
participation du périoste à la maladie ; et, à une pareille profondeur, il y a très-peu de vaisseaux lymphatiques ; je ne vois
que ceux qui accompagnent l'artère interosseuse ; ils sont bien

petits et bien peu nombreux pour donner lieu à des phlegmons et des abcès aussi considérables.

« Voyez ce qui se passe à la suite des angioleucites superficielles. Les vaisseaux lymphatiques sont très-gros, et cependant il ne se forme autour d'eux que des abcès assez circonscrits.

« 3° La théorie de M. Dolbeau n'explique pas pourquoi les abcès profonds de l'avant-bras se voient si habituellement à la suite des blessure profondes du pouce et surtout du petit doigt, et ne se voient que très-exceptionnellement après les blessures des autres doigts, dont la synoviale tendineuse est indépendante de la grande synoviale carpienne.

4° Enfin, elle ne nous éclaire pas sur les causes qui donnent de la gravité au pronostic dans ces cas, les adhérences des tendons, l'insuffisance du mouvement des doigts, la main en griffe, tous ces phénomènes qui ne peuvent guère s'expliquer que par les phénomènes consécutifs à la synovite tendineuse. »

Puis le professeur continue en ces termes : « *Je croirais volontiers*, parce que cela concorde assez bien avec ce que nous voyons dans les couches superficielles des membres, *qu'une angioleucite profonde intervient dans les cas de ce genre, qu'elle est un des moyens d'extension de la phlegmasie, que peut-être même c'est elle qui la propage parfois à la grande synoviale carpienne*. Mais *je tiens* à ce que vous admettiez en même temps *l'existence de la synovite soit plastique, soit suppurée*. J'y tiens parce qu'à cette notion, démontrée vraie par les autopsies, se rattache une partie de la thérapeutique, celle qui a pour but de combattre le plus tôt possible les rigidités tendineuses, et d'amoindrir, si faire se peut, la difformité et la gêne fonctionnelle que leur persistance occasionne. »

Ce paragraphe a-t-il besoin de commentaires, ai-je besoin de le développer; de reprendre les phrases une par une ?

La plume et la parole de M. le professeur Gosselin font trop

autorité dans la science pour que je veuille détailler et dis·
cuter ses écrits. Je me permets de constater que ce maître
éminent reconnaît l'angioleucite, mais qu'il veut, en com-
pensation, qu'on lui accorde la synovite tendineuse. Les observations que j'ai citées prouvent que nous ne l'avons admise
que comme secondaire. Serait-il nécessaire de poursuivre la
discussion après ce passage si précis? Oui, car nous voulons
réfuter à notre tour les objections de ce grand chirurgien et
lui en poser d'autres.

Nous commençons donc par opposer nos arguments aux
objections de M. Gosselin dans l'ordre qu'il a établi :

Réfutation de la première objection. — L'anatomie démontre
que la théorie de M. Dolbeau passe du domaine de l'imagina-
tion dans celui de la réalité. Les planches de Mascagni, de
Bourgery et l'anatomie descriptive des lymphatiques que j'ai
citée d'après l'ouvrage de M. Sappey, montrent les vaisseaux
lymphatiques superficiels et les vaisseaux lymphatiques profonds qui accompagnent les arcades palmaires superficielles
et profondes, ainsi que les artères radiales et cubitales.
Les travaux et les recherches d'une si grande importance
scientifique auxquels se livre M. Sappey, viendront proba·
blement démontrer que les muscles et les gaînes tendineuses,
ainsi que beaucoup d'autres organes, ont, eux aussi, leurs lymphatiques, si j'écris ces lignes c'est que cet anatomiste si remarquable m'a dit qu'il n'était pas éloigné de le croire.

Et d'ailleurs cette objection n'est pas bien sérieuse, puisque,
une page plus loin, M. Gosselin admet : « qu'une angioleucite
profonde intervient dans les cas de ce genre. »

Et en effet, pourquoi ne pas admettre que les vaisseaux
lymphatiques profonds de l'avant-bras ne donnent pas naissance à un abcès plus ou moins considérable, tout comme
cette inflammation arrive au bras?

L'observation suivante est encore plus extraordinaire que
a thèse que nous défendons.

Obs. XXXV. — (Chassaignac. Traité de la suppuration).
Abcès angioleucitique profond de la partie interne du bras droit ;
lavage ; guérison.

Roche (Paul), ébéniste, 21 ans, entre, le 4 avril 1852, à l'hôpital Saint-Antone, salle Saint-François, n° 4.

6 avril. — A la partie interne du bras droit, dans son tiers inférieur et au niveau de l'artère humérale existe *un abcès par angioleucite* ayant débuté il y a quinze jours, et succédant à une *écorchure du petit doigt.*

Le malade s'était piqué il y a trois semaines avec un petit morceau de bois. On voit parfaitement la cicatrice qui siége sur l'articulation des première et deuxième phalanges du cinquième doigt de la main droite. La fluctuation est extrêmement difficile à percevoir à cause de l'empâtement des tissus. On pratique une incision à travers laquelle il faut introduire très-profondément la sonde cannelée pour arriver jusqu'au foyer qui paraît assez vaste, et l'on reconnaît d'une manière positive que le pus est placé sous l'aponévrose, ce qui n'a jamais lieu quand l'angioleucite est superficielle.

7. — Il s'écoule du pus à travers la canule, mais en quantité peu considérable. L'inflammation est modérée et les parois du foyer paraissent en voie de cicatrisation. Lavages. Cataplasmes.

16. — La rougeur et la tuméfaction inflammatoires occupent presque tout le côté interne du bras ; le foyer, au lieu de se restreindre, s'est agrandi, et il y a un écoulement considérable de pus roussâtre et sanguinolent à travers l'incision.

18. — La peau, à une certaine distance de l'incision, s'est ulcérée et perforée. Cette perforation a fait l'office d'une contre-ouverture à travers laquelle le pus a trouvé une issue facile.

19. — Le bras se dégorge, la tuméfaction et la sensibilité ont notablememt diminué.

23. — La suppuration a complètement cessé ; il n'y a plus ni tuméfaction, ni douleurs ; il reste cependant encore un peu d'induration des tissus, mais le malade peut sortir sans inconvénient. — Exeat.

Quels enseignements pouvons-nous tirer de cette observation ? D'abord qu'à la suite d'une simple écorchure du petit doigt il y eut une angioleucite ; ensuite que cette angioleucite a été profonde ; enfin qu'elle a eu son siége au tiers inférieur du bras. De là à admettre que des vaisseaux lymphatiques profonds passent à l'avant-bras et au bras, il n'y a aucune difficulté, car nous avons montré que les lymphatiques superficiels perforent l'aponévrose du bras à son tiers supérieur.

Nous reviendrons sur cette observation intéressante à plus d'un titre.

Deuxième objection de M. Gosselin. — Ce professeur écrit :
1° que les abcès de l'avant-bras sont plus profondément situés
que l'artère radiale et cubitale et qu'ils se trouvent au-devant
du carré pronateur, du ligament interosseux et des os qui
sont quelquefois dénudés, et il ajoute, qu'à une pareille profondeur il ne voit que les lymphatiques qui accompagnent
l'artère interosseuse.

Les abcès que l'on rencontre le plus fréquemment se
trouvent dans la région de ces artères ; ils sont plus rares
profondément. Il faut pour s'en convaincre ne pas attendre,
mais inciser de très-bonne heure avant d'avoir permis au
pus de fuser et d'envahir les régions environnantes.

L'observation suivante en est une preuve, car dans ce cas
nous avons assisté au début de la maladie.

Obs. XXXVI. — (Service de M. le professeur Dolbeau,
hôpital Beaujon.

Luxation de la dernière phalange du pouce gauche avec plaie articulaire ; angioleucite ; phlegmon de l'avant-bras.

Avisse (Emmanuel), 44 ans, imprimeur, entré le 18 novembre 1874,
couché au n° 50, sorti le 15 janvier 1875.

Cet homme, étant dans un état d'ivresse presque complet, tomba
dans un escalier la veille de son entrée et se fit une luxation de la dernière phalange du pouce avec plaie articulaire. Le tendon du long
fléchisseur du pouce était rejeté sur la partie latérale externe de la
tête de la première phalange. Pour la réduire, il fallut le tirer en avant
avec un crochet mousse. Une fois que le tendon fut remis dans ses
rapports normaux, la luxation se réduisit immédiatement.

Une carapace de bandelettes imbibées de collodion fut appliquée et
maintint la phalange luxée dans la flexion.

22 novembre. Le malade n'avait aucunement souffert depuis l'application de la carapace et allait bien lorsque, à la visite du matin, il se
plaignit de frissons, de fièvre, d'inappétence et d'une douleur dans la
racine du pouce.

23 — La rougeur a gagné l'avant-bras, où l'on voit manifestement
une angioleucite des troncs superficiels qui gagnait le tiers supérieur
de l'avant-bras. Engorgement des ganglions épitrochléens et axillaires,
qui sont douloureux. Purgatif. Compresses d'alcool pur.

25. — La rougeur et le gonflement ont envahi la main tout entière
et les doigts. L'avant-bras est tuméfié, rouge, œdémateux. On ne perçoit aucune fluctuation. Même traitement. Les doigts sont dans la

demi-flexion, mais ils peuvent être redressés avec lenteur. On les fixe sur une palette.

26. — M. Dolbeau enlève la carapace collodionnée et constate que la phalangette était complètement gangrenée. Celle-ci est retranchée.

Quoiqu'on ne perçût pas de fluctuation à l'avant-bras, M. Dolbeau nous annonce qu'il doit y avoir du pus dans la région de l'artère radiale. Il incise alors couche par couche, comme pour la ligature de cette artère, en dehors du tendon du long fléchisseur du pouce et tombe dans un foyer purulent, ainsi qu'il l'avait annoncé. De plus, une nouvelle incision est pratiquée à la région thénarienne.

Pansement à l'alcool.

27. — Le malade souffre beaucoup moins. Il a dormi une partie de la nuit. L'avant-bras est moins tuméfié, la main est moins œdématiée. Pansement à l'alcool.

Le mieux s'accentue chaque jour, la suppuration diminue progressivement, l'état général est très-bon, l'on fait un pansement à la glycérine.

3 décembre. — Ce malade s'est levé dans la journée pour aller au cabinet; le soir, l'avant-bras et la main sont redevenus gonflés et douloureux. Repos. Cataplasmes pendant trois jours après lesquels on reprend la glycérine.

Les plaies marchaient vers la guérison lorsque, le 18 décembre, cet homme, très-indocile et alcoolique, se lève et se promène dans la salle. La nuit a été mauvaise, et le lendemain il se plaint de souffrir dans la main.

19. — On trouve à la région hypothénarienne, du gonflement, une rougeur violacée et de la fluctuation. M. Dolbeau fait une incision et nous montre que le derme très-épaissi, tuméfié, seul est incisé. Le mouvement du petit doigt ne montre pas son tendon fléchisseur. Cataplasmes.

20. — Mieux très-manifeste.

22. — A la visite, on trouve sur le dos de la main, au niveau de l'espace interdigital des troisième et quatrième métacarpiens, une collection purulente qui est incisée.

La cicatrisation des plaies se fait sans nouvelle complication.

28. — M. Dolbeau résèque l'extrémité supérieure de la deuxième phalange avec les pinces de Liston. Examen du malade le 15 janvier.

Les plaies sont cicatrisées. Le poignet jouit de tous ses mouvements de flexion et d'extension. Les doigts sont dans l'extension; la flexion ne peut se faire volontairement. Lorsque je cherche à fléchir les doigts, je provoque une douleur très-vive et j'éprouve une assez vive résistance. J'étudie alors où gît cette difficulté dans les mouvements de flexion et je constate que c'est surtout dans les articulations.

Les articulations métacarpo-phalangiennes principalement sont très-rebelles, et ce n'est qu'en prenant toutes les phalanges une à une que je parviens à fléchir leurs articulations. Le malade, interrogé avec précision sur le siége de la douleur, me répète et m'affirme que ce sont les mouvements des jointures qui lui font mal.

De plus, je reconnais à la face palmaire dans la région correspondante aux trois doigts du milieu, une induration assez considérable qui ne suit pas les mouvements des tendons.

Enfin, la peau des doigts est comme sclérosée, dure, rouge, et ceux-ci ont bien diminué de volume.

Je passe sous silence ces derniers détails qui sont d'une importance extrême pour moi et je reviens seulement sur le siége de la maladie.

Pour M. Gosselin il y a eu dans ce cas une inflammation de la grande synoviale tendineuse du pouce avec suppuration localisée dans cette gaîne, puis propagation de la phlegmasie à la synoviale commune des fléchisseurs communs et du petit doigt, mais phlegmasie adhésive ; la synovite serait restée plastique à sa partie moyenne.

Cette observation paraît bien en faveur de la théorie de M. Gosselin, puisqu'il y a eu plaie articulaire et ouverture de la gaîne du long fléchisseur. Voyons cependant si M. Dolbeau n'aurait pas raison.

Et d'abord il y a un symptôme primitif qui domine toute la scène, symptôme qui a frappé les yeux de l'observateur et qui a précédé tout le cortége des accidents qui se sont développés ; ce symptôme c'est l'angioleucite réticulaire et trajective. Dans ce cas, elle est hors de doute ; M. Dolbeau nous l'a montrée sur le vif et nous a prouvé trois jours plus tard, le bistouri à la main, la justesse de ses prévisions.

Donc l'angioleucite a été d'abord superficielle et profonde en même temps ; les deux ont marché simultanément.

Le siége a bien été celui que l'opinion de mon excellent maître nous avait indiqué ; l'issue du pus en a été la preuve.

Mais comment expliquer le gonflement de la main, l'abcès de la région hypothénarienne ? M. Gosselin triomphe. Je ne le crois pas pour plusieurs raisons : 1° parce que la collection purulente était sous-dermique, que par conséquent la gaîne tendineuse du petit doigt n'a pas suppuré dans son intérieur ;

2° Parce qu'il faudrait admettre une périsynovite localisée juste à l'éminence hypothénar ?

3° Parce que l'angioleucite récurrente nous rend compte de toutes ces suppurations localisées ainsi que celle de l'espace interdigital.

Je trouve au contraire que ce cas, quoique défavorable à la cause que je soutiens, en est une preuve plus frappante.

Mais je reviendrai encore sur différents points.

M. Gosselin rejette l'angioleucite parce que la suppuration est plus profonde et que les vaisseaux lymphatiques qui accompagnent l'interosseuse sont trop petits et trop peu nombreux pour donner des phlegmons et des abcès aussi considérables.

Et cet auteur continue en ces termes : » Voyez ce qui se passe à la suite des angioleucites superficielles. Les vaisseaux lymphatiques malades sont très-gros, et cependant il ne se forme autour d'eux que des abcès assez circonscrits. »

Je puis répondre à ces objections :

1° Que M. Velpeau a démontré que bien souvent l'angioleucite a donné lieu à de grands abcès ; voici ce que nous trouvons dans son mémoire sur les lymphangites (1). « La suppuration est longue à se former. On l'observe sous deux aspects différents, à l'état d'infiltration et sous forme de collections plus ou moins vastes. Le pus reste infiltré sous les stries rouges, entre les couches musculaires et le long des vaisseaux. — Quelquefois aussi l'abcès est large et presque diffus comme dans l'érysipèle phlegmoneux. Qu'ils soient profonds ou superficiels, la fluctuation ne s'y laisse apercevoir que très-tard. Quand on les ouvre, ils donnent une plus grande quantité de pus qu'on ne l'eût supposé d'après leur volume apparent. »

A l'abri de ce nom illustre, je puis donc dire que les angioleucites profondes sont loin d'être toujours circonscrites et que le pus peut s'infiltrer le long des vaisseaux des gaînes musculaires et tendineuses.

(1) Arch. gén. de méd., 1835, t. VIII, 2e série.

2° M. Gosselin s'appuie pour prouver l'inflammation et la suppuration primitive des gaînes tendineuses, sur la profondeur de l'abcès qui se rencontre au-dessus et même au-dessous du carré pronateur, et nie au vaisseau lymphatique le pouvoir de donner lieu à une vaste suppuration.

Cependant je me permettrai d'objecter : 1° qu'un abcès provenant d'une tronculite, situé profondément sous le carré pronateur, ne trouvant aucune facilité à cheminer vers la peau et à traverser la couche épaisse de tissus pour se faire jour dehors, s'accroîtra, envahira le tissu cellulaire environnant et sera le point de départ de désordres très-considérables. C'est le propre des abcès sous-aponévrotiques. Mais si cet abcès est ouvert de très-bonne heure, toutes ces lésions secondaires seront supprimées par l'écoulement du pus.

M. Gosselin pourrait-il admettre la suppuration enkystée et localisée de la grande synoviale lorsqu'on ne se trouve en présence que d'une cuillerée à café de pus après une incision pratiquée jusqu'au carré pronateur, je crois que la synovite enkystée où la péri-synovite seraient bien difficiles à expliquer dans le cas suivant que je dois à l'obligeance de M. Lannelongue, qui a diagnostiqué une phlegmasie des gaînes d'abord et qui s'est rattaché ensuite à l'idée d'une lymphangite profonde.

Obs. XXXVII. — Malade de la ville.

Vers la fin de novembre, une dame après s'être fait une légère écorchure au pouce, pansa un vésicatoire le soir même. Deux jours après, elle fut prise de frissons, de malaise, et cet état dura pendant quatre ou cinq jours.

Le lundi soir, 8 décembre, l'écorchure devint douloureuse, un peu rouge, l'état général fut mauvais.

Le mercredi, 10 décembre, le pouce se tuméfia jusqu'à la racine ; le 11, l'éminence thénar fut prise, et le soir même de ce jour la paume de la main et l'avant-bras se gonflèrent, et une rougeur diffuse les envahit et remonta jusqu'au tiers supérieur de l'avant-bras. Le dos de la main participa à la phlegmasie.

La douleur était vive ; les doigts présentaient la forme caractéristique de la griffe.

M. Lannelongue pratiqua une série de mouchetures qui amenèrent un dégorgement du membre et une diminution de l'œdème.

Le 16 décembre, après de nombreuses hésitations de la part de la malade et sur les pressantes sollicitations de M. Lannelongue; ce chirurgien pratiqua une incision sur la partie médiane de l'avant-bras à deux travers de doigts au-dessus du poignet, et arriva jusqu'au carré pronateur et donna issue à une cuillérée à café de pus environ. Cet abcès était donc bien localisé et d'un fort petit volume.

Lorsque le 7 février je visitai cette dame, à laquelle M. Lannelongue avait bien voulu me présenter, je constatai que la main était complètement guérie. Cependant, en examinant avec attention, je remarquai que la face palmaire était indurée, que les phalanges étaient immobiles, crochues. Les mouvements étaient de peu d'étendue. Mais lorsqu'on provoquait des mouvements on causait des douleurs assez vives. Le siége de ces douleurs était dans les articulations phalango-phalangiennes, et la flexion forcée de ces articulations en était l'unique origine.

Dans cette observation, peut-on admettre une inflammation des gaînes tendineuses d'emblée après une *écorchure du pouce* et une inoculation de pus de vésicatoire ? Pourrait-on dire avec M. le professeur Gosselin, qu'il y a une synovite enkystée du grand cul-de-sac supérieur de la gaîne commune, ou seulement péri-synovite, comme il l'admet ? Cette inflammation des gaînes aurait-elle donné de la rougeur jusqu'au tiers moyen de l'avant-bras ? Enfin, sans l'énergie avec laquelle M. Lannelongue a réclamé l'incision, que serait-il arrivé ? Huit jours plus tard, ne se serait-on point trouvé en présence d'une vaste suppuration de l'avant-bras par le séjour du pus dans cette région profonde ? j'en ai la conviction. L'intervention sagace et hardie de M. Lannelongue a arrêté le mal dès le début. Voilà une preuve de la non inutilité de cette discussion.

Troisième objection. — M Gosselin trouve que la théorie de M. Dolbeau n'explique pas pourquoi les abcès profonds de l'avant-bras se voient si habituellement après les blessures profondes du pouce et du petit doigt, et si rarement après celles des autres doigts.

Le hasard m'a favorisé dans le service de M. Dolbeau où

j'ai vu deux cas de phlegmons profonds de la main et de l'avant-bras consécutifs à de simples piqûres. J'ai cité la première observation ; voici la seconde ; je rappellerai avant de la donner celle qui précède, et dans le mémoire de Bauchet, je lis deux observations où une piqûre a été le point de départ de l'affection dont nous nous occupons. Dans la thèse de M. Théveny, nous notons deux cas semblables.

Obs. XXXVIII. — Hôpital Beaujon, service de M. le professeur Dolbeau.

Henri Mevrel, 31 ans, boucher, entré le 6 novembre 1875, salle Saint-Denis, lit n° 38.

Cet homme raconte qu'il s'est fait autrefois une coupure très-profonde (allant jusqu'à l'os) à la base du petit doigt gauche. Cette plaie s'est guérie sans complication.

Le 25 octobre, il se piqua au petit doigt gauche avec une épine de rosier. Sans s'inquiéter de cette blessure insignifiante il continua son état d'étalier ; il affirme n'avoir jamais manié que des viandes fraîches.

Le 28, le petit doigt s'enfle, devient douloureux ; un petit point blanc se montra, la pression de la pulpe du doigt donna issue à l'épine.

Le 29, la deuxième phalange fut tuméfiée à sa face palmaire, puis le 30, la région hypothénarienne et la paume de la main se gonflèrent, devinrent rouges et douloureuses. Tous les doigts à l'exception du pouce ne pouvaient plus être remués.

Le 31, un médecin fit sur la face externe de la première phalange du petit doigt, une ponction dont il ne sortit que du sang. Le lundi, 2 novembre, ce même praticien pratiqua une nouvelle incision à la région hypothénarienne et vit sortir du sang et du pus, mais l'inflammation continua sa marche envahissante vers le pouce et la région thénarienne.

Le 4, huit sangsues furent appliquées sur la région thénarienne et quatre sur le dos de la main, mais sans succès. Le gonflement, la rougeur envahirent l'avant-bras. Le malade se décida alors à entrer à l'hôpital.

État actuel. — La main tout entière, l'avant-bras jusqu'au pli du coude sont rouges, tuméfiés et le siége de douleurs lancinantes continuelles, les doigts sont en griffe. L'empoisonnement est considérable, on ne peut percevoir de fluctuation. Les ganglions épitrochléens et axillaires sont tuméfiés et douloureux, fièvre, frissons, inappétence, insomnie.

Le 7. M. Dolbeau pose le diagnostie : angioleucite profonde et malgré la difficulté de percevoir la fluctuation, notre maître fait dans la région de l'artère cubitale, au tiers moyen de l'avant-bras une longue incision de la peau. Après avoir divisé l'aponévrose sur la sonde cannelée, il écarte les muscles avec ses doigts, mais le pus ne sort pas. Le malade ne peut soulever et maintenir son bras. Pansement à l'alcool.

Le 8. Une incision est pratiquée à la région thénarienne sur le trajet du long fléchisseur du pouce. Une assez grande quantité de pus sort par la plaie. Un stylet introduit dans celle-ci fait reconnaître une assez grande cavité que l'on délimite avec le bout de l'instrument, mais M. Dolbeau nous fait remarquer qu'il ne sent nullement le tendon malgré les mouvements du pouce. Pansement à l'alcool.

Le 9. Une incision de six centimètres est faite sur la région de l'artère radiale au lieu d'élection de la ligature de cette artère, aucune gaîne n'est ouverte

Une dernière incision est pratiquée au tiers moyen de l'avant-bras, toujours sur le trajet de l'artère radiale. L'aponévrose incisée, les muscles écartés, un flot de pus sort de ces deux ouvertures.

M. Dolbeau replonge alors ses doigts dans la plaie cubitale, écarte les muscles plus profondément et donne alors issue au pus. La première fois il n'était pas allé assez loin, comme il nous le fit remarquer.

Le dos de la main étant très-gonflé, un coup de bistouri est donné au niveau de l'espace inter digital des quatrième et cinquième articulations métacarpo-phalangiennes. Les doigts sont lentement redressés et fixés sur une palette. Pansement à l'alcool.

Les jours suivants des irrigations sont faites dens les plaies avec de l'alcool pur. Aucune complication n'est à noter jusqu'à son départ pour Vincennes, le 13 janvier.

Voici l'état du malade après la cicatrisation des plaies au moment de sa sortie.

Le poignet gauche a un demi-centimètre de moins que le droit; l'avant-bras, au tiers moyen, donne une diminution de trois centimètres, et le tiers supérieur de quatre centimètres sur le bras sain. Les muscles de l'avant-bras se contractent bien. Le poignet a recouvré presque ses mouvements de flexion et d'extension.

La paume de la main est aplatie, les éminences thénar et hypothénar ont diminué de volume, se continuent avec la face palmaire sans former aucun relief.

Au centre de la main on sent une induration, une espèce de corde, qui n'est nullement due aux tendons, car la flexion et l'extension des doigts ne leur imprime aucun mouvement.

Les doigts se meuvent volontairement dans leurs articulations métacarpo-phalangiennes, mais les autres articulations ne peuvent se fléchir, les dernières phalanges forment toujours la griffe.

Le pouce peut se mettre dans l'adduction; l'abduction est empêchée par la cicatrice.

Les mouvements communiqués peuvent s'exécuter; le pouce peut toucher tous les doigts, mais la douleur est très-vive lorsque l'on fléchit les articulations phalangiennes.

La douleur est localisée dans celles-ci; le malade l'affirme à chaque tentative et déclare nettement que ce sont les jointures qui lui font mal.

On perçoit nettement le jeu des tendons au niveau du poignet.

Enfin les doigts sont comme sclérosés. Le dernier est dur, épaissi, paraît soudé aux os, et ne peut subir aucun déplacement sur les phalanges.

Ainsi donc les phlegmons profonds de la main et de l'avant-bras ont pour cause presque aussi fréquente une piqûre de la pulpe des doigts. Il nous semble assez difficile d'expliquer cette inflammation d'emblée des synoviales tendineuses à la suite de ces lésions de l'épiderme.

Ces gaînes en effet ne sont-elles pas très loin du siége de la lésion. L'inflammation gagnerait donc les synoviales à travers des tissus sains, par métastase pour ainsi dire, puisqu'il est des cas où la suppuration n'est que sous-épidermique, soit à la dernière phalange, soit à la première ?

N'est-il pas plus scientifique d'admettre avec M. Dolbeau la propagation par les vaisseaux lymphatiques, l'inflammation consécutive du tissu cellulaire qui enveloppe les gaînes ,et lorsque le pus a infiltré, a détruit ce tissu, l'envahissement forcé des gaînes et de l'articulation carpienne et radio-carpienne, ainsi que les autopsies nous l'ont montré.

On ne dira pas dans ces cas que la suppuration articulaire est primitive, elle est consécutive; comme celle des gaînes.

L'observation suivante, que je dois à mon collègue et ami, M. Cartaz, très-curieuse, ne peut encore s'expliquer par l'inflammation des gaînes.

Obs. XXXIX. — (Hôtel-Dieu, service de M. Guérin.)
Plaie par écrasement du pouce; phlegmon de la main et de l'avant-bras ; gangréne du petit doigt.

Michaud, âgé de 31 ans, entré en août 1860, sorti le 21 sept. 1871.
Il y a sept jours, étant de service dans une gare de marchandises, cet homme eut la main prise entre la chaîne et le tampon d'un wagon. Le pouce seul fut blessé. Hémorrhagie assez abondante sur le moment.
Le malade ne fit qu'un traitement assez insignifiant et ce n'est que lorsqu'il vit la main se tuméfier et le mal augmenter qu'il se décide à entrer à l'hôpital au septième jour de l'accident.
On constate alors les désordres suivants à la main gauche. Au pouce, une plaie machée partant de la face dorsale de la première phalange, contournant le doigt et se prolongeant jusque dans la paume de la main. Les muscles sont broyés et l'os est probablement fracturé; on on ne fait du reste aucune recherche pour s'en assurer d'une façon complète.

La main est le siége d'une tuméfaction molle, pâteuse, non douloureuse. Peau chaude. Pouls 96 ; langue bonne.

Le malade a le sommeil difficile, mais ne souffre pas beaucoup. Tis. feuilles d'oranger. Potion calmante. Bains locaux, cataplasmes.

12 août. La tuméfaction a augmenté; la main est dure; le pus s'écoule très-épais. Douleurs le long de l'avant bras.

Le 13. Même état ; le malade se plaint de la pesanteur de son bras. Peu de douleurs au niveau de la plaie.

Le 14. Le petit doigt qui n'était la veille le siége d'aucune douleur et d'aucun phénomène particulier est mortifié jusqu'à l'articulation métacarpo-phalangienne. Violet, noirâtre, complètement insensible, il a été frappé de gangrène par suite l'inextensibilité des tissus qui ont formé une bride à la main et au poignet.

On désarticule le petit doigt et on pratique sur les deux faces palmaires latérales du poignet, ainsi qu'à la face latérale interne de la main, de larges incisions de débridement. Ecoulement de pus assez abondant. — Pot. 0,05 ext. gommeux d'opium.

Soir. Le malade se trouve notablement soulagé. Le pus s'écoule avec facilité. On passe un tube à drainage entre les deux incisions. Lavages à l'eau alcoolisée.

Le 16. Fusée à la face antérieure de l'avant-bras, se vidant assez facilement par les ouvertures du poignet.

Le 20. L'état général est bon ; la fusée purulente persiste sans s'étendre. Suppression de l'opium.

Le 24. On trouve un envahissement par le pus de la gaîne de l'avantbras. Pression méthodique.

Le 25, soir. A six heures, le malade est pris, dans les trois doigts du milieu de la main blessée, de crampes douloureuses ne dépassant pas la main, qui ont persisté environ trois heures et ont cessé sous l'influence d'une compression violente et prolongée des doigts. Temp. 38,8. Pas de frissons.

Le 26. Temp. 39°. La nuit a été bonne. Pas de lancées douloureuses. On ne fait pas de contre-ouverture du foyer purulent à cause de ces accidents nerveux.

Le 27. Le malade va bien. Position déclive, le coude élevé, donnée au membre. Sommeil parfait.

Le 29. Le pus s'écoule bien. La poche diminue.

Le 31. Le pus devient séreux. L'écoulement est minime.

Le 31, soir. Le malade a encore eu quelques crampes douloureuses, mais bien moins aiguës et moins prolongées que la première fois.

5 septembre. Plus de douleurs. La cicatrisation se fait très-bien.

Le 12. Les trajets fistuleux sont obturés. Il ne reste plus qu'une petite plaie, résultant de l'ablation du doigt et en bonne voie de cicatrisation.

Le 21. Le malade sort complètement guéri.

Dans ce cas, il est bien difficile de ne pas admettre l'inflammation des gaînes, mais cette suppuration des synoviales tendineuses ne rend pas compte de la gangrène du petit doigt, et la désarticulation de ce dernier ne montre pas du pus dans la gaîne, ce qui aurait frappé le chirurgien.

Les incisions pratiquées ont bien pour siége celui qu'a indiqué M. Dolbeau.

En résumé, les abcès profonds de l'avant-bras circonscrits ou en nappe sont le produit de l'inflammation des lymphatiques. La citation ,prise dans le mémoire de Velpeau, met hors de doute les variétés d'angioleucites.

Les 'piqûres, écorchures, éraillures du derme sont des causes fréquentes d'abcès profonds de l'avant-bras. L'angioleucite seule peut rendre un compte exact de la marche de l'affection.

Quatrième objection. — Nous passons à la quatrième objection, par laquelle M. Gosselin déclare que la théorie de M. Dolbeau ne l'éclaire pas sur les adhérences des tendons, l'insuffisance des mouvements des doigts, la main en griffe ; c'est ce que nous allons discuter.

Après avoir examiné la paume de la main, le canal radiocarpien, j'ai été frappé de ce fait anatomique que tout le monde peut constater, c'est la finesse du tissu cellulaire qui enveloppe les gaînes tendineuses. Cette ténuité est telle qu'il est difficile de reconnaître le tissu des gaînes elles-mêmes. De plus, les synoviales tendineuses sont d'une structure excessivememment délicate. M. Richet y insiste.

En résumé, tissu cellulaire et gaînes se confondent pour ainsi dire dans une même structure. Est-il surprenant alors que ce tissu conjonctif, parcouru par des vaisseaux lymphatiques enflammés, s'enflamme lui aussi. Les gaînes tendineuses prennent part à cette phlegmasie, mais tardivement, absolument comme les synoviales articulaires s'enflamment lorsqu'elles sont environnées de tissus en activité de suppuration.

Ce tissu cellulaire, après avoir éprouvé les atteintes de l'in-

flammation, de la suppuration, subit toutes les transforma-
tions consécutives à cet état de lésion. De là donc une induration, un changement dans ses propriétés de laxité de
structure ; de là une influence sur les gaînes. Mais je dois
faire remarquer que le plus souvent les parois synoviales sont
unies aux tendons par des tractus cellulaires qui ne gênent en
rien les mouvements, puisqu'on les rencontre presque norma-
lement.

L'insuffisance des mouvements des doigts est-elle due simplement aux productions nouvelles qui se forment dans l'intérieur des synoviales dans le creux de la main ?

D'après les observations que j'ai recueillies et d'après les
particularités que j'ai signalées : diminution du volume des
muscles, indurations palmaires, sclérodermie des doigts,
arthropathies, des articulations phalangiennes, je crois qu'il
est plus naturel de rapporter les troubles des mouvements à
ces lésions qu'aux adhérences tendineuses.

Et ce qui tend à me fortifier dans cette opinion, c'est que
chez tous les malades que j'ai observés, j'ai constaté d'une
façon très-manifeste que les douleurs, dans les mouvements
provoqués avaient pour siége les articulations, et non pas
la paume de la main où les adhérences auraient existé.

Et ce qui donne encore plus de poids à l'opinion que je soutiens, c'est que personne n'ignore combien les petites articulations tendent vite à s'ankyloser. Qui ne sait qu'une
simple fracture du radius se complique d'une raideur articu-
culaire des doigts et du poignet quelquefois très-rebelle, et
ceci est tellement vrai, qu'on a voulu éviter cette complication
en laissant la main libre de tout appareil pour qu'elle puisse
exécuter sans cesse les mouvements usuels.

Et le peuple connaît lui-même si bien cette particularité
qu'on a vu fréquemment des jeunes gens maintenir leur
doigt recourbé pour se faire exempter.

Chevalet.   9

Comment expliquer par l'angioleucite la main en griffe, si ce n'est par la rétraction des tendons ?

D'abord, toutes les fois que la main est en repos, les doigts sont dans une demi flexion.

Ensuite s'il y avait rétraction des tendons (quoique cette affection soit difficile à admettre puisque les tendons sont formés d'un tissu inerte), les organes ne pourraient revenir à leur état primitif et la rétraction au lieu de s'amender, continuerait à s'effectuer de plus en plus.

Pourquoi ne pas admettre avec les auteurs qui se sont occupés de la pathologie du système nerveux, MM. Charcot et Vulpian, que la rétraction est plutôt due à une irritation des muscles par la proximité de l'inflammation ? Cette irritation amène une contraction permanente, et la preuve que les muscles sont la cause de la griffe, c'est que les malades se plaignent de douleurs dans l'avant-bras lorsqu'on cherche à redresser les doigts, et non pas dans la paume de la main.

Mais, à force de recherches, je crois avoir trouvé l'explication de la griffe ; c'est Weir Mitchell qui me la fournit dans son traité des lésions des nerfs et de leurs conséquences.

Voici ce que nous lisons en tête de la 42ᵐᵉ observation :

Obs. LX.

Coup de feu dans le bras gauche; blessure du nerf médian et du nerf cubital; paralysie du mouvement; paralysie de la sensibilité; contraction des fléchisseurs; relâchement de ces muscles sous l'influence du traitement; atrophie, la paralysie des interosseux produit la main en griffe, sensation de piqûres douloureuses dans la main. Amélioration notable. La paralysie des interosseux persiste seule.

Les réflexions sont les suivantes : « Chez cet homme les fléchisseurs de la main, les muscles du pouce et les interosseux avaient subi de grandes altérations. Le court fléchisseur du pouce et les fléchisseurs de l'avant-bras étaient modérément contracturés. Le premier de ces désordres permet aux extenseurs du pouce d'agir sur le doigt, de manière à amener son métacarpien, sur le même plan que les autres, l'ongle regardant directement en haut, comme cela a lieu pour les quatre derniers doigts. La paralysie des interosseux donnait alors à la main la même apparence que présente celle du singe. Duchenne a décrit cette apparence particulière et dans notre hôpital nous l'appelions « *clawhand*, » c'est-à-dire *main en griffe*. Voici les causes de cette déformation, Les interosseux étant paralysés, l'extension de la seconde et de la troisième phalange et la flexion de la première sont des actes qui ne peuvent plus s'exécuter d'une façon indépendante. Les fléchisseurs communs fléchissent la deuxième et la troisième phalange et, restant sans antagonistes, inclinent les phalanges dans la paume de la main ; l'extenseur commun agissant seul sur les premières phalanges, puisqu'il n'est plus contre-balancé, met ces parties dans l'extension permanente d'où l'aspect de griffe. »

Des tendons il n'est pas question, car ces organes ne sont que des moyens de transmission et d'action.

Maintenant nous allons poser quelques objections tirées des faits à la théorie de M. le professeur Gosselin.

1° Pourquoi jamais n'observe-t-on comme aux doigts la nécrose des tendons dans l'inflammation des gaînes tendidineuses ? Pourquoi ne constate-t-on cette mortification des tendons qu'après trois semaines, un mois de maladie lorsque les articulations sont elles-mêmes suppurées ?

2° Pourquoi le panaris nécrosique de la première phalange du pouce, sur laquelle s'insère le long fléchisseur du pouce, ne donne-t-il relativement que rarement suite à une inflammation de cette synoviale et ne se complique-t-il le plus souvent que de l'inflammation de l'éminence thénarienne et du dos de la main, comment peut-il être l'origine d'un abcès de l'avant-bras ?

Peut-on expliquer ces exceptions par une synovite adhésive partielle. N'est-il pas plus clinique de voir là une propagation par les lymphatiques, ainsi qu'on peut le voir sur les figures.

3° Pourquoi les kstes synoviaux ne rompent-ils qu'exceptionnellement les synoviales, malgré la présence d'un liquide séro-purulent dans leur intérieur ?

4° Pourquoi les plaies profondes de la paume de la main se compliquent-elles si rarement d'inflammation des gaînes, si ces gaînes suppurent à la suite d'une simple piqûre de la pulpe ?

Ainsi sur 72 observations recueillies par mon ancien collègue et ami, M. Gustave Martin, dans sa thèse sur les plaies artérielles de la main, nous trouvons trois cas où il y a eu un phlegmon suppuré :

Enfin, sur onze autres observations, nous remarquons une seule où il y a eu un abcès de l'index.

5° Pourquoi enfin les gaînes tendineuses de la face dorsale du poignet sont-elles réfractaires à l'inflammation des tissus circonvoisins du dos de la main et de l'avant-bras ?

RÉSUMÉ ET CONCLUSIONS.

Je crois ne pouvoir mieux terminer ce travail qu'en empruntant à la plume scientifique et si autorisée de M. le professeur Dolbeau, les conclusions et le traitement de ces affections si importantes que cet éminent chirurgien a publiés dans un mémoire magistral du Bulletin de thérapeutique du 29 février 1872. C'est un honneur pour moi de le citer à la fin de cette thèse, aussi me tairais-je après avoir laissé parler et conclure le maître :

D'après les faits que j'ai pu étudier, je crois pouvoir affirmer que si les blessures superficielles de la main peuvent déterminer une inflammation qui s'étend profondément pour gagner ensuite les couches musculaires de l'avant-bras, le plus souvent les accidents dont je m'occupe en ce moment reconnaissent pour cause des blessures profondes qui intéressent très-probablement les gaînes tendineuses de la main.

Les phlegmasies des gaînes de l'avant-bras s'observent principalement, ainsi que nous venons de le dire, à l'occasion des gaînes tendineuses ; aussi la plupart des chirurgiens ont-ils admis que les abcès profonds de l'avant-bras avaient pour origine la suppuration des gaînes digitales et l'envahissement successif du pus, qui remonterait des gaînes tendineuses jusque dans les gaînes musculaires. Tous les jours, en clinique, on peut constater le fait suivant : en comprimant doucement le trajet d'une gaîne musculaire de l'avant-bras on fait refluer le pus, qui s'échappe par une incision de la gaîne digitale correspondante ; c'est même ce phénomène qui nous permet d'affirmer que la suppuration a envahi telle ou telle gaîne musculaire antibrachiale.

Les choses peuvent certainement se passer ainsi que je viens de le dire, le pus peut refluer le long du tendon jusqu'à la partie charnue du muscle ; mais nous croyons que cette interprétation des suppurations profondes de l'avant-bras est le plus souvent inexacte. L'erreur que je signale ici a du reste sa raison d'être dans les conditions défavorables où se trouvent placés le plus ordinairement les observateurs. En effet, il faut le dire, les phlegmons profonds de l'avant-bras sont bien souvent méconnus à leur début ; lorsque le pus est collecté, sa présence est difficile à constater, et c'est toujours fort tard que les abcès sous-aponévrotiques sont ouverts par les chirurgiens. L'incision faite, on reconnaît que le pus occupe une ou plusieurs loges musculaires, que ce liquide suit les tendons qui succèdent aux divers muscles, et qu'on peut le faire refluer de la main vers l'avant-bras, et réciproquement. Dans ces conditions, et surtout s'il est possible de faire sourdre le pus par une incision digitale, on n'hésite plus à conclure que l'abcès pro-

fond de la main a été méconnu, que le pus a envahi l'avant-bras secondairement, et que le phlegmon antibrachial est le résultat de la propagation de bas en haut d'un phlegmon suppuré des gaînes digitales.

Si les choses se montrent le plus souvent ainsi que je viens de le rappeler, ce qui, je le répète, explique bien l'erreur que je désire combattre, les chirurgiens reconnaîtront cependant avec moi que, dans certaines circonstances, les phénomènes diffèrent notablement. Voici ce
que j'ai plusieurs fois observé : un individu reçoit une blessure qui
intéresse la base d'un doigt ; tout se passe d'abord bien, puis surviennent des accidents généraux, des douleurs apparaissent dans l'avant-
bras, et, finalement, on ouvre un abcès intra-musculaire placé à la
partie supérieure de l'avant-bras. Seulement cet abcès, au lieu d'être
l'expansion d'une synovite tendineuse digitale suppurée, est au contraire un abcès bien limité, bien isolé, séparé de la main et du poignet
par une distance notable. Cependant la gaîne musculaire est bien le
siége de la maladie, le pus en occupe l'épaisseur, et le doigt correspondant indique, retenu qu'il est dans la flexion, que le muscle fléchisseur et sa gaîne ne sont point indemnes. La conclusion est donc celle-
ci : la phlegmasie antibrachiale a bien eu pour racine la blessure du
doigt, mais ce n'est pas l'extension ou la propagation du pus de bas en
haut qui peut expliquer l'existence isolée d'un abcès occupant la partie
supérieure de l'avant-bras. Supposons un instant que cet abcès circonscrit ait été méconnu : la conséquence forcée, c'était la migration du
pus. Le liquide, bridé par l'aponévrose, eût trouvé plus facile de suivre
la traînée celluleuse du muscle, et la suppuration, progressant de haut
en bas, serait venue s'accumuler vers le poignet; ou bien encore, le
pus suivant la gaîne tendineuse, on eût pu le voir s'échapper imparfai-
tement par la plaie digitale.

Ce que je viens d'exposer n'est que le résultat succinct de quatorze
observations personnelles dans lesquelles j'ai ouvert des abcès bien
isolés dans la profondeur de l'avant-bras, abcès qui étaient consécutifs à des blessures enflammées de la main ou des doigts.

Pour me résumer je dirai : si les abcès profonds de l'avant-bras peuvent être parfois le résultat d'une extension de la suppuration cheminant de bas en haut, de la main vers l'avant-bras, il est juste de reconnaître que certains abcès de l'avant-bras se sont formés par un autre
mécanisme. Il est rationnel d'admettre que le pus de ces derniers abcès,
abandonnés aux efforts de la nature, aurait pu suivre une migration de
haut en bas, de l'avant-bras vers la main, au point de simuler la première variété d'abcès, celle qu'on pourrait appeler *classique*.

J'ai déjà dit combien les chirurgiens étaient influencés par les circonstances défavorables dans lesquelles ils observent le plus souvent
les abcès profonds de l'avant-bras. Il me reste à fournir d'autres arguments ayant pour but de démontrer que la théorie classique de la migration du pus est le plus souvent erronée; je terminerai par l'exposé
de la doctrine pathogénique que je propose de substituer à l'explication ancienne.

Si c'était la suppuration de la main qui se propage vers l'avant-bras
pour donner naissance aux abcès profonds, conséquemment ces collec-

tions seraient dans l'impossibilité de se former si l'on avait le soin d'ouvrir de bonne heure les abcès des gaînes tendineuses. Il n'en est rien cependant, et les accidents du côté de l'avant-bras surviennent souvent, alors que depuis plusieurs jours une ou plusieurs incisions faites dans la main assurent le libre écoulement de la suppuration, alors aussi que, ces mêmes incisions étant détergées, la suppuration est presque nulle et les plaies de la main en bonne voie de réparation.

On peut encore constater les phlegmons profonds suppurés de l'avant-bras, alors même qu'il n'y a dans la main aucune suppuration, et que tout se réduit, de ce côté, à une blessure insignifiante en apparence, mais qui a été négligée dans son traitement.

J'ajouterai à tout ce qui précède un dernier argument fourni par l'observation clinique : lorsqu'à la suite d'un écrasement des doigts on a la malheureuse inspiration de retrancher un ou plusieurs de ces organes, rien n'est commun comme les suppurations sous-aponévrotiques de l'avant-bras ; et cependant, dans ces conditions particulières, la plaie d'amputation est large, l'écoulement du pus est absolument assuré, et la rétention de ce liquide ne peut expliquer la propagation du mal jusque dans la profondeur musculaire de l'avant-bras.

Les différents arguments que je viens de produire ont dû frapper les cliniciens ; aussi plusieurs chirurgiens ont-ils admis que les abcès de l'avant-bras avaient pour cause, non pas la migration du pus, mais bien l'extension de l'inflammation primitive.

Cette interprétation des phlegmons profonds de l'avant-bras est, je crois, vraie ; mais encore est-il besoin de préciser davantage, d'une part, pour substituer à cette hypothèse une véritable démonstration, d'autre part, pour en déduire certaines règles relatives au traitement de la maladie.

Les abcès profonds de l'avant-bras sont des angioleucites profondes suppurées, telle est la proposition fondamentale que je voudrais faire ressortir de cette note. Il suffira, je le crois, pour entraîner la conviction, de faire voir que toutes les circonstances cliniques afférentes à ce point de pratique chirurgicale convergent toutes et constituent par leur ensemble une véritable démonstration.

Les considérations qui précèdent auront-elles le privilége de captiver l'attention ? Je désire néanmoins augmenter l'intérêt de ma communication, en montrant que de l'interprétation par moi proposée découlent toutes les indications thérapeutiques des abcès profonds de l'avant-bras.

Les arguments sont multiples ; on peut les ranger sous plusieurs chefs :

1° Il est un fait qui s'observe tous les jours : une petite plaie insignifiante en apparence a été, comme l'on dit, *négligée* ; tout à coup un violent frisson suivi de vomissements, de la fièvre avec agitation, etc., indiquent qu'une complication vient de survenir. Les jours suivants, des rougeurs spéciales, le gonflement douloureux d'un ou plusieurs ganglions, démontrent l'existence d'une angioleucite.

C'est de la même façon, c'est-à-dire brusquement, que débutent les phlegmasies qui doivent aboutir à une suppuration profonde de l'avantbrâs. Parfois, en même temps que la tuméfaction et la douleur indiquent que les tissus sous-aponévrotiques sont envahis par l'inflammation, on constate concurremment une angioleucite réticulaire ou tronculaire.

Ce début brusque dans tous les cas, cette scène violente qui succède à un calme trompeur, tout concourt à faire admettre que des molécules irritantes ont pénétré dans le système lymphatique. L'hypothèse d'un phlegmon par propagation, le pus fusant de la main vers l'avant-bras, ne concorderait pas avec cette brusque invasion des accidents généraux. Du malaise, un état fébrile continu seraient plus probablement notés, c'est du moins ce qui s'observe toutes les fois qu'un phlegmon suppuré s'étend faute d'avoir été incisé.

2° Les abcès profonds de l'avant-bras sont parfois, ainsi que je l'ai déjà dit, isolés, indépendants, et le pus qu'ils renferment ne communique nullement avec la main ; c'est là un fait que j'ai constaté pour ma part au moins dix fois. Cette circonstance, outre qu'elle ruine en partie l'hypothèse de la propagation du pus, corrobore notre manière de voir : les abcès profonds de l'avant-bras ne seraient que des angioleucites suppurées. En effet, que nous enseigne la clinique, si ce n'est qu'à la suite des angioleucites il est fréquent d'observer, non pas un phlegmon étendu migrateur, mais bien une série d'abcès isolés et tous échelonnés sur le trajet connu des lymphatiques de la région ? Qui n'a observé ces abcès si fréquents qui se développent sur le trajet des lymphatiques allant de l'aréole mammaire jusque vers l'aisselle ? Quel est le chirurgien qui n'a ouvert trois, six et jusqu'à douze ou quinze abcès petits, disséminés, à la suite d'une angioleucite qui, partie des orteils, a occupé successivement tout le membre abdominal ? La règle, on peut bien le dire, c'est que l'inflammation des lymphatiques s'exagère par places distinctes et donne naissance à des noyaux de suppuration, Pourquoi n'en serait-il pas ainsi pour les angioleucites profondes de l'avant-bras ? L'argument suivant viendra du reste confirmer notre démonstration ; cette fois c'est un argument tiré de l'anatomie.

Les blessures de la main, et principalement les petites plaies contuses qui intéressent la profondeur des doigts, sont en général négligées par les malades ; aussi le traitement est-il rarement conduit avec toute la sévérité désirable. On peut affirmer, sans crainte d'être contredit, que trop souvent des blessures des doigts, en apparence fort simples, entraînent à leur suite des accidents sérieux ; rien n'est fréquent comme les complications des lésions traumatiques de la main et des doigts.

Au nombre des accidents qui succèdent aux blessures ou même aux amputations des doigts, il faut surtout mentionner les phlegmons de l'avant-bras. L'objet de cette courte note est d'attirer l'attention sur un point de pathogénie chirurgicale peu étudié et surtout mal connu.

C'est une question importante de la pratique journalière, les faits sont très nombreux et tous les chirurgiens les connaissent parfaitement ; on voit tous les jours la complication que je vais indiquer. Je crois avoir mieux compris les phénomènes pathogéniques ; mais quelle que soit la valeur de l'interprétation que je propose, je dois prévenir qu'elle est en désaccord absolu avec ce qu'en disent la plupart des auteurs classiques.

Pour simplifier l'exposé des faits, je mettrai d'abord de côté les accidents inflammatoires qu'on peut appeler *superficiels ;* l'angioleucite, le phlegmon diffus de l'avant-bras sont aujourd'hui parfaitement bien connus. Je ne m'occuperai ici que des phlegmons aigus, profonds ou sous-aponévrotiques de l'avant-bras, qui peuvent survenir à l'occasion des blessures de la main et des doigts.

Les phlegmons sous-aponévrotiques de l'avant-bras, appelés encore *phlegmons des gaînes musculaires,* ne sont pas, comme je l'ai déjà dit, chose rare ; mais je crois qu'on n'a pas suffisamment insisté sur la nature et sur le mode de production de cette complication. Ces phlegmasies sont toujours sérieuses, difficiles à traiter ; elles entraînent trop souvent la mort des malades.

C'est à la suite des blessures de la main que surviennent les phlegmasies des gaînes de l'avant-bras. Mais si toutes les blessures peuvent, ainsi que je l'ai observé, donner naissance à cet accident, il est juste de dire que ce sont les plaies profondes qui le plus souvent engendrent cette complication. Les piqûres qui traversent toute l'épaisseur d'un doigt, les plaies qui intéressent les tissus sous-aponévrotiques des éminences thénar et hypothénar, sont souvent l'occasion d'un phlegmon profond de l'avant-bras. On observe encore ces phlegmasies graves à la suite des plaies contuses, par projectiles de guerre, qui intéressent les tissus profonds dés doigts et de la main; j'ai eu l'occasion d'en traiter un certain nombre de cas durant le siége de Paris.

3° Si nous en croyons les faits que nous avons pu observer, les abcès profonds de l'avant-bras occuperaient une situation qui est toujours la même, surtout si l'on envisage ces collections purulentes alors qu'elles sont encore bien isolées, c'est-à-dire avant que le pus ait fusé dans diverses directions.

Les abcès de l'avant-bras n'occupent guère que la face antérieure du membre, ils siégent alors soit à la partie supérieure, soit à la partie inférieure. En haut, ces collections occupent soit la partie interne, soit la partie externe de l'avant-bras. En bas, l'abcès est presque toujours médian, on le rencontre en avant du carré pronateur et exceptionnellement sous la face profonde de ce muscle.

Souvent, dans l'ouverture des abcès profonds, on a intéressé et dû lier l'une des artères principales de l'avant-bras, et je crois, d'après mes observations, que ces diverses collections purulentes sont presque toujours situées le long des gros vaisseaux de l'avant-bras. Tout dernièrement encore, j'ai pu constater sur la paroi d'un abcès profond situé au tiers supérieur de l'avant-bras, lequel je venais d'ouvrir largement, j'ai pu, dis je, constater la présence de l'artère et du nerf cubital. J'ajouterai que la lecture d'un certain nombre d'observations fait voir que des hémorrhagies consécutives ont été signalées comme une complication fréquente des suppurations profondes de l'avant-bras.

Comme conclusion de ce qui précède, je formulerai la proposition suivante : les collections de pus isolées qui occupent la profondeur de l'avant-bras se rencontrent ordinairement dans les gaînes qui donnent passage aux artères principales du membre, radiale, cubitale et interosseuses. Or, l'anatomie nous enseigne que les troncs lymphatiques profonds de l'avant-bras, nés des tissus sous-aponévrotiques de la main, des muscles et probablement des gaînes tendineuses, suivent exactement le trajet des vaisseaux artériels.

Nous croyons donc trouver dans ces circonstances anatomiques, ainsi que nous le disions plus haut, un nouvel argument en faveur de cette proposition capitale : les abcès profonds de l'avant-bras sont des lymphangites suppurées.

Avant d'aller plus loin, nous rappellerons ce. qui est admis par la plupart des chirurgiens : les abcès profonds de l'avant-bras constituent un accident sérieux qui peut compromettre les usages du membre, nécessiter son amputation et parfois entraîner la mort du malade. Les complications sont dues le plus souvent à ce que l'ouverture de l'abcès a été trop longtemps différée. Des conditions toutes spéciales à la région peuvent en effet rendre le diagnostic difficile ; on peut bien soupçonner la présence du pus d'après l'ensemble des phénomènes généraux et locaux, mais la fluctuation est difficile à percevoir, et l'on hésite trop souvent quand il s'agit d'indiquer le lieu où il faudrait plonger le bistouri.

Les principales difficultés que nous signalons seraient facilement écartées, si l'on acceptait notre manière de voir touchant la pathogénie des abcès dont il est ici question. En effet, ainsi que nous l'avons dit, ces collections purulentes correspondent au trajet des artères; par conséquent, si l'on tient compte de la situation occupée par la blessure du doigt, si l'on prend en considération le gonflement, le siége maximum de la douleur antibrachiale, on arrivera facilement à supposer que la collection occupe soit la zone radiale, soit la zone cubitale, ou bien encore la zone des interosseuses. Dans ces conditions, il suffit d'ouvrir méthodiquement la gaîne correspondante pour trouver l'abcès, même à son début.

Comme le disent les auteurs classiques, il faut ouvrir le plus tôt possible les abcès profonds de l'avant-bras. Si jusqu'ici les graves complications tant de fois signalées comme conséquences de ces phlegmasies n'ont pu être évitées, c'est qu'on manquait de la certitude nécessaire pour déterminer le siége exact de l'abcès. Aujourd'hui, je le crois du moins, tout est simplifié et la cure plus facile ; tout se réduit à une simple question de médecine opératoire. On peut dire d'une manière générale : allez méthodiquement à la recherche de l'artère et vous trouverez le pus.

Avant de terminer, je désire encore insister sur un point important de médecine opératoire. Pour ouvrir les abcès profonds qui occupent la partie supérieure de l'avant-bras, c'est une incision sur le trajet de la cubitale, ou sur celui de la radiale qu'il faut pratiquer, suivant les règles classiques formulées pour la ligature de ces deux vaisseaux. On doit, dans l'ouverture toujours si délicate de ces collections, aller lentement, couche par couche, et arriver progressivement sur le foyer, en liant à mesure les artères qui pourraient être intéressées. Les incisions doivent avoir une grande étendue, afin d'être à l'aise; une fois l'aponévrose débridée, c'est avec les doigts qu'il faut écarter doucement les couches musculaires pour arriver jusque sur l'abcès.

Les préceptes que je retrace ici brièvement sont de règle dans l'ouverture de tous les abcès profonds ; il y a cependant quelques particularités qui sont relatives aux collections de pus situées à la partie inférieure de l'avant-bras, immédiatement au-dessus du poignet, mais toujours sous l'aponévrose. Ces abcès sont fréquents, et, ainsi que je l'ai dit, le pus est en avant du carré pronateur, et quelquefois entre ce muscle et le ligament interosseux ; dans les deux cas, l'abcès est sur un plan plus profond que celui des fléchisseurs.

Pour ouvrir ces collections, il faut suivre le chemin le plus aisé, éviter le nerf médian et l'artère parfois si volumineuse qui l'accompagne. M. Nélaton, dans ses leçons, indiquait un procédé excellent que je vais rappeler : faites une incision longue sur le trajet du grand palmaire, cherchez en dedans du tendon de ce muscle, vous trouverez le nerf, et rien n'est facile comme d'éviter sa blessure et celle de l'artère satellite. En dehors du nerf médian qui est le véritable point de repère, vous trouvez le chemin pour arriver jusque sur le fléchisseur profond des doigts. Il suffit, pour obtenir ce résultat, de refouler en dedans avec le doigt le faisceau des fléchisseurs. En allant ainsi de la superficie à la profondeur, on peut ouvrir un abcès consécutif à une angioleucite des troncs qui accompagnent soit la radiale ou la cubitale au bas de l'avant-bras, soit même les deux artères interosseuses.

CONCLUSIONS.

Les abcès sous ou intramusculaires de l'avant-bras sont des collections de pus qui succèdent à une inflammation dont l'origine est une blessure de la main.

C'est l'exception et non la règle d'observer des abcès profonds de l'avant-bras qui résulteraient du reflux de la suppuration de la main vers l'avant-bras, au travers des synoviales tendineuses.

Les abcès de l'avant-bras, isolés à leur début dans une gaîne musculaire, peuvent devenir diffus ; ces abcès sont le résultat d'une angioleucite suppurée des troncs lymphatiques profonds de l'avant-bras.

Ces collections purulentes ont un siége absolument fixe ; elles correspondent exactement au trajet des artères principales du membre, radiale, cubitale et interosseuses.

Ces abcès, abandonnés à eux-mêmes, fusent dans tous les sens, dissèquent les différentes couches de l'avant-bras ; ils entraînent à leur suite presque toujours l'impotence du membre et parfois la mort des malades.

Les principales complications des phlegmons suppurés de l'avant-bras, seront écartées si les chirurgiens ouvrent l'abrès dès le début.

Pour évacuer de bonne heure les abcès intra-musculaires de l'avant-bras, et cela en toute sécurité, il suffit de faire de longues incisions rappelant exactement celles qui sont recommandées pour faire méthodiquement la ligature des artères du membre.

En procédant ainsi qu'il vient d'être dit, on est certain de rencontrer la gaîne où se trouve le pus d'un abcès dont on soupçonnait seulement la présence; on évite la blessure des gros troncs, et on assure l'hémostase, si besoin était.

Notre manière d'envisager les abcès profonds de l'avant-bras a pour résultat de simplifier la thérapeutique et d'atténuer la gravité d'une complication bien fréquente des blessures de la main et des doigts.

Tout le monde recommande d'ouvrir de bonne heure les collections profondes de l'avant-bras; mais l'incertitude du diagnostic fait qu'on diffère trop longtemps, dans la crainte de plonger un bistouri au hasard dans une région aussi vasculaire. Ce qui précède démontre que nous sommes dès maintenant en possession d'un moyen sûr, qui nous permet d'aller à la recherche du pus, alors que la fluctuation est encore très-douteuse.

On pourrait dès maintenant généraliser le fait et dire: les abcès des différentes gaînes vasculaires et en particulier les abcès de la gaîne de l'humérale, de la fémorale, abcès qu'on a quelquefois désignés du nom d'*abcès de la gaîne du biceps brachial, de la gaîne du muscle couturier,* tous ces abcès sont des collections de pus ayent un siége fixe; ils succèdent à des angioleucites tronculaires profondes, terminées par suppuration.

J'ai vérifié le fait, à l'autopsie, pour un abcès profond de la cuisse que j'avais ouvert à la partie inférieure, en procédant, du reste, comme pour la ligature au niveau du troisième adducteur.

J'ai encore démontré cliniquement et confirmé par l'autopsie que les abcès de la gaîne du jambier postérieur, abcès qui succèdent si fréquemment aux amputations partielles du pied : Chopart, sous-astragalienne, tibio-tarsienne, et même aux amputations sus-malléolaires, sont des angioleucites suppurées des gros troncs lymphatiques qui accompagnent l'artère tibiale postérieure. Dans ces cas, le pus occupe la gaîne du jambier postérieur, ou bien encore celle du long fléchisseur des orteils ; mais il s'agit d'un abcès local, indépendant de la portion pédieuse de l'une ou l'autre des gaînes tendineuses.

J'ai fait sur la pathogénie des abcès de la gaîne du jambier postérieur consécutifs aux amputations du pied et du bas de la jambe, une série de leçons cliniques, à l'hôpital Beaujon, pendant l'été de 1871.

INDEX BIBLIOGRAPHIQUE.

ALLARD. — Inflammat. des vaisseaux absorbants. Paris, 1824.
ANDRAL. Archiv. de médecine, 1824, t. VI, p. 502 ; Anatomie patholo-
gique, livraison XI, p. 1-4.
AVICE. — Thèse de Paris, 1856, n. 86.
BUSNOT-LALANDE. — Thèse de Paris, 1856, n. 122.
BROCA. — Bull. de la Société de chirurgie, t. IX, p. 91, 1858.
BAUCHET. — Du panaris et du phlegmon de la main, 2e édition, Paris,
1859.
BORELLI. — Phlegmons aux mains, in Gazetta med. italiàna, 1853 ; Gaz.
méd. de Paris, 1854, p. 481.
BROWN. — Abcès du dos de la main. London medical Gazette, t. XXXVII,
p. 906, 1846.
BRESCHET. — Thèse de concours, 1836.
BOUISSON. — Gaz. méd., 1845, p. 206.
BARTHELEMY. — Paris, thèses n. 112, 1834.
BALANZA. Thèse de Paris, 1852.
CLOQUET. — Gaz. hôp., p. 10, 1837.
CHASSAIGNAC. — Traité de la suppuration, 1859.
CHARBET. — In Obs. de chir. prat., p. 86, 110, 317 et 542, Paris, 1724.
CHASSAIGNAC. — Bull. Soc. chir., t. I, p. 387.
DEMARQUAY. — Gaz. hebdom. 1868, p. 485.
DUPUYTREN. — Gaz. hôp., 1834, p. 226.
DE LA MOTTE. — Observation d'un abcès de la main. Traité de chirur-
gie, t. I, p. 174, 1771.
FLEURY. — Gaz. hôp., p. 43, 1852.
FOLLIN. — Traité de pathologie externe.
GOSSELIN. — Clinique chirurgicale de l'hôpital de la Charité, 1873.
GELEZ. — Thèse de Paris, 1850, p. 6.
G. MARTIN. — Thèse de Paris, 1870, n. 104.
G. THOMAS. — Thèse de Strasbourg, 1857, n. 397. Gaz. hebd., 1868,
p. 196.
HEISTER. — Instit. de chirurg., t. II, caput, 172. Avignon, 1770.
LORDEREAU. — Thèse de doctorat, 1873.
LEDRAN. — P. 45, 113, 303, 318, 357. Consultations chirurgicales. Paris,
1765.
LEGUERN. — Thèse, 1864.
MONDIÈRE. — Arch. méd., 2e série, t. XIV, p. 55, 1837.
MERCIER. — Thèse de Paris, 1859, n. 231.
NÉLATON. — Traité de Pathologie externe.
PASQUET. — Gazette médic. de Paris, p. 74, 1838.
PROUET. Thèse, 1855.
RATHOUIS. — Thèse de Paris, n. 164, 1853.

Rognetta. — Arch. méd., 2ᵉ série, IV, p. 206, 1834.
Roux (Jules). — Gazette médicale, 1843, p. 56.
Roux. — Gaz. hôp., 1837, p. 563. — 1845, p. 143.
Renaut. — Thèse de Paris, 1874.
Symes. — Arch. gén. de méd., 2ᵉ série, t. IX, 1835, p. 233.
Theveny. — Thèse de Paris, 1868, n. 140.
Trécourt. — Des abcès du métacarpe. In Mémoire et obs. de chirurgie,
    p. 189, 1769.
Thomas. — Thèse de Paris, 1855, n. 307.
Turrel. — Thèse de Paris, 1844.
Velpeau. — Abeille médicale, p. 90, t.IX, 1852.
Velpeau. — Journal hebd. de médecine, t. IV, p. 134, 1835.
Velpeau. — Annales de thérapeut., t. III, p. 17, 1845-46.
Velpeau. — Gaz. hôp., 1858, n. 123, 139.
Velpeau. — Archiv. génér. de médecine, 2ᵉ série, 1835, t. VIII, p. 123-
    308.
Velpeau. — Méd. op.

Arch. médec., 5ᵉ série, t. XXVIII, p. 612, 1861.
Bullet. de la Société de chirurgie, t. VII, p. 138 ; t. IX, p. 455.
Bulletin thérap., 1851.
Diction. des sciences médicales de Dechambre.
Gaz. des hôp. 1849, p. 479 ; 1852, p. 206, 258, 231 ; 1861, p. 14 ; 1862,
    p. 582 ; 1863, p. 310 ; 1867, p. 113.
Gazette hebdom., 1856, p. 706.
Gaz. hebdomad., 1868, p. 174, 264 ; 1869, p. 425.
Lancet, vol. II, p. 141, 205, 1855.
Mémoires des Sociétés de biologie, anatomique et de chirurgie.

TABLE DES MATIÈRES.

EXPLICATION DES PLANCHES.

Fig. I. — Réseaux lymphatiques de la face palmaire de la main.

Fig. II. — Réseaux lymphatiques des doigts et vaisseaux lymphatiques intergiditaux et du dos de la main.

Fig. III. — Vaisseaux lymphatiques accompagnant l'arcade palmaire superficielle ; gros tronc passant de la face palmaire à la face dorsale de la main.

Fig. IV. — Vaisseaux lymphatiques profonds accompagnant l'arcade palmaire profonde (d'après Bourgery).

Fig. V. — Vaisseaux lymphatiques profonds en rapports avec les gaînes tendineuses.

NOTA. — Je viens ici remercier M. le professeur Sappey d'avoir bien voulu me communiquer les trois premières planches, inédites. Je le prie de recevoir l'assurance de ma profonde reconnaissance.

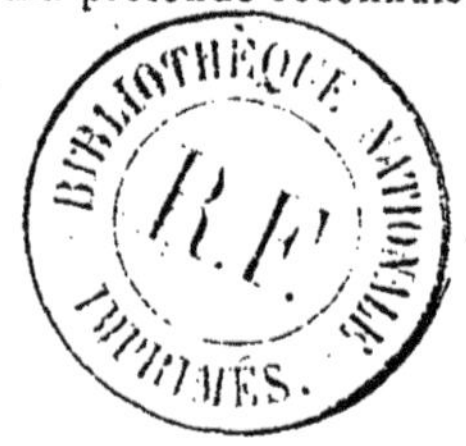

A. Parent, imprimeur de la Faculté de Médecine, rue Mr-le-Prince, 31.

Fig. 1.
Fig. 2.

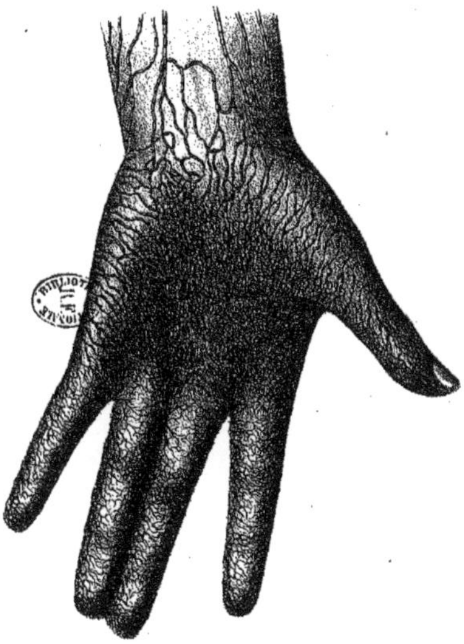

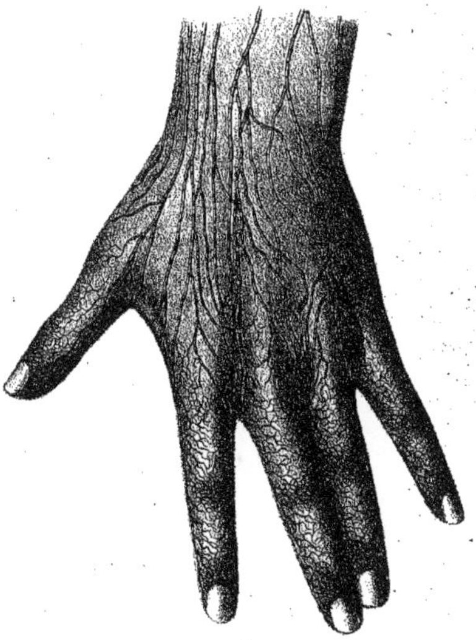

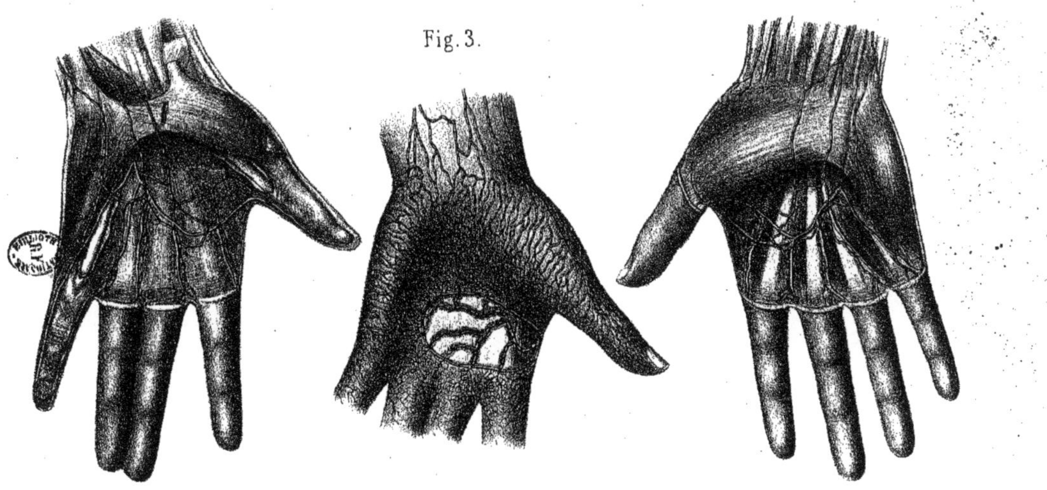

Imp. Aug. Bry, r. de Sèvres, 139, à Paris.

9 782019 660109